本草从新

李艳丽 徐长卿 点校

杏林传习十三经

·郑州·

河南科学技术出版社

图书在版编目（CIP）数据

本草从新／李艳丽，徐长卿点校 . —郑州：河南科学技术出版社，2017.4（2024.7重印）

（杏林传习十三经）

ISBN 978 - 7 - 5349 - 8561 - 4

Ⅰ . ①本… Ⅱ . ①李… ②徐… Ⅲ . ①本草 – 中国 – 清代

Ⅳ . ①R281.3

中国版本图书馆 CIP 数据核字（2017）第 018217 号

出版发行：河南科学技术出版社

　　　　　地址：郑州市郑东新区祥盛街27号　　　　　邮编：450016

　　　　　电话：（0371）65788613　65788629

　　　　　网址：www. hnstp. cn

策划编辑：邓　为

责任编辑：邓　为　王俪燕

责任校对：柯　姣

封面设计：博文斯创

责任印制：朱　飞

印　　刷：北京一鑫印务有限责任公司

经　　销：北京博文斯创图书发行有限公司

幅面尺寸：170 mm × 240 mm　　　印张：14.25　　　字数：215 千字

版　　次：2024 年 7 月第 2 版　　2024 年 7 月第 2 次印刷

定　　价：45.80元

大 道 甚 夷

——杏林传习十三经·序

进入 21 世纪以来的十多年时间里，中医中药成为持续热门话题之一。没有其他任何一个专业性极强的学术领域，能像中医中药这样吸引普罗大众的热切关注，其中以下几个映像片段，尤其让人记忆深刻。

其一，刘力红，《思考中医》。一部副标题为"伤寒论导论"的学术著作，意外地卖成了畅销书，引爆了国人的潜在热情，以"××中医"为题名的图书出版市场一时风起。关注中医由此成为大众潮流，不少青年才俊由于《思考中医》的因缘而入岐黄之门。

其二，张功耀，"告别中医中药"。千人诺诺的舆论氛围里，突现一人谔谔，自然地就成了焦点事件。这一场兆启于互联网新媒体的"中医存废之争"，虽然学术内涵无多，更像是一场口水战，但影响所及，甚为可观，终以国家行政权力干预而收场。

其三，张悟本，中医养生乱象。对于普通民众来说，热切关心自身健康的表象背后，是对医疗消费沉重负担的隐忧，由此形成一个追求"简、便、廉、验"保健养生之道的巨大诉求空间，于是绿豆、茄子、泥鳅、拍打、拉筋、刮痧等纷然亮相，大都假以中医之名。

其四，屠呦呦，诺贝尔奖。四十多年前的一项重大科研成果，终于获得国际学术大奖，一慰国人多年的"诺贝尔情结"。受一部中医古籍文献的启示，才有此项科研成果的关键性技术突破，由此更加强化了"中国医药学是一个伟大的宝库"的著名论断。《中华人民共和国中医药法》立法程序进展顺利，中医中药发展契机甚好。

身处这样的社会人文气交之中，对于中医中药学术发展，中医学人自有切身感触与深入思考。现代著名中医教育家任应秋先生名言："乏人乏术难后继，中医中药总先忧。传承未解穷薪火，侈口创新缘木求。"自从西学东渐，中医学术遭遇生存危机，近一百多年来，如何传承中医学术，始终是萦绕不去、无可回避的大问题。就像一种沉疴痼疾，迄今没有理想的诊疗之道；然而，保一分胃气，便留得一分生机。《山东中医学院学报》自1980年第3期起开辟专栏"名老中医之路"，曾经陆续发表97名当时全国著名中医学者和名老中医的回忆文章，着重介绍他们走过的治学道路和积累有年的治学经验。从中可见一个学术共识：深入学习中医经典，才能打下良好的学术根基。

近现代大凡取得一定学术成就，拥有较高临床造诣的名老中医，无不强调经典古籍的重要性。如李克绍先生说："中医学的根柢是什么呢？就是《内经》《难经》《本草经》《伤寒论》《金匮要略》等。这些经典著作，对于生理、病理、药理、诊断、治则等，都有重要的指导意义，不掌握这些，就会像无源之水、无根之木，要把中医学得根深蒂固，是不可能的。"中医现代教育模式实施已近百年，与之配套的新编教材体系渐趋丰富。然而，莘莘学子被新编教材引入中医门墙之后，欲求熟练掌握中医基础理论，并在临床工作中游刃有余，能在中医学术研究方面有所造诣，则仍须深入研读经典古籍。

所谓经典，是指具有权威性的、历来被尊奉为典范的学术著作。自汉武帝采纳董仲舒建言"独尊儒术"之后，儒家文化一直在中国文化史上居于主导地位，其核心典籍由最初的"五经"（《易》《书》《诗》《礼》《春秋》），逐渐发展衍化，至南宋时定型为"十三经"（《易》《书》《诗》，《周礼》《仪礼》《礼记》，《左传》《公羊传》《谷梁传》，《尔雅》《孝经》《论语》《孟子》），由此构成儒家问学必读经典，为儒家文化最为核心的学术构架基础。

相较之下，中医学术体系中亦有类似"十三经"的经典著作，在中医学术界，其地位之尊崇，影响之深广，是其他医学典籍所无法比拟的。

唐代太医署教学及考试基本书目为《明堂》《素问》《黄帝针经》《本草》《甲乙经》《脉经》。这些科目基本囊括了中医学的基础理论、药物学、针灸学及脉学方面的知识。宋代在以上科考书目基础上，将《伤寒论》列为方脉科必学书目，因其深远影响所及，形成了中医学术研究的基本书目。清代吴鞠通明确主张："儒书有经子史集，医书亦有经子史集。《灵枢》《素问》《神农本经》《难经》《伤寒论》《金匮玉函经》，为医门之经；而诸家注论、治验、类案、本草、方书等，则医之子史集也。"（《温病条辨·卷四·杂说》"医书亦有经子史集论"）

1960 年人民卫生出版社出版"中医学院试用教材"系列图书时，明确提出"本教材取材于四部古典医籍——《黄帝内经》《神农本草经》《伤寒论》《金匮要略》和历代名著的基本内容"，可算是当时中医教育界的共识。另有一说，将《黄帝内经》《难经》《伤寒杂病论》《温病条辨》列为"四大经典"，其要点在于将明清时期渐兴的温病学说纳入了经典考评体系。

任应秋先生认为，虽然祖国医学丰富多彩，文献记载气象万千，"但它总有一个系统，这个系统就是《灵枢》《素问》《伤寒》《金匮》等几部经典，把这几部经典弄通了，在祖国医学领域中，确是放之四海而皆准的"。任应秋先生并曾于 1963—1966 年间，身体力行类分整理 10 部经典著作，包括《素问》《灵枢》《神农本草经》《难经》《伤寒论》《金匮要略方论》《脉经》《中藏经》《甲乙经》《太素》。在此工作基础上，2001 年 5 月学苑出版社正式出版"十部医经类编"，所收书目列《诸病源候论》，未收《太素》。根据 1982 年国家卫生部制定的《中医古籍整理出版规划》，人民卫生出版社曾组织全国中医专家学者进行中医古籍整理工作，并陆续出版"中医古籍整理丛书"140 余种，其中作为重点研究整理对象的，即任应秋先生所主张的 10 部经典著作，加上《诸病源候论》，共计 11 部。

权衡古今先贤以上各种观点，详细考察历代中医学人成才之路，综其学术大要，分析中医学术体系架构组成，切合中医研究及临床实践的指导价值，将那些构成中医学术根基、欲窥中医学术门墙而必读不可的经典著作，从浩瀚的中医学术文献典籍中遴选出来，作为了解中医、学习中医、实践中医、传承中医的奠基之作。仿儒学"十三经"之例，鄙人以为可将《黄帝内经素问》《灵枢经》《黄帝八十一难经》《华佗中藏经》《脉经》《针灸甲乙经》《伤寒论》《金匮要略方论》《温病条辨》《神农本草经》《本草从新》《医方集解》《古今医案按》等 13 部著作，列为中医学术理论体系的核心经典，佥拟名曰"杏林传习十三经"。

1.《黄帝内经素问》

《素问》，成书于春秋战国时期，原书分 9 卷，后经唐·王冰订补，改编为 24 卷，计 81 篇，定名为《黄帝内经素问》，论述摄生、脏腑、经络、病因、病机、治则、药物以及养生防病等各方面，强调人体内外统一的整体观念，为现存最早、最重要的一部医学著作，是中医学理论体系的奠基之作。

2.《灵枢经》

《灵枢经》，原书分 9 卷，计 81 篇，经南宋·史崧改编为 24 卷，论述了脏腑、经络、病因、病机、病证、诊法等内容，重点阐述了经络腧穴、针具、刺法及治疗原则等，为中医经络学、针灸学及其临床实践的理论渊源。

《灵枢经》与《素问》合称《黄帝内经》，历代名医，未有不遵《内经》经旨，不精研《内经》者。

3.《黄帝八十一难经》（附：《难经本义》）

《黄帝八十一难经》，以问答解释疑难的形式编撰而成，共讨论了81个问题，包括脉诊、脏腑、阴阳、五行、病能、营卫、腧穴、针灸，以及三焦、命门、奇经八脉等，在阐发中医学基本理论方面占有重要的地位。

《难经本义》，元·滑寿撰，2卷，刊于公元1366年。本书参考元代之前《难经》注本及有关医籍而诠注，对其中部分内容予以考订辩论，博采诸家之长，结合个人见解予以发挥，被誉为注解《难经》的范本，故附于此。

4.《华佗中藏经》

《中藏经》，旧署华佗所作，具体成书年代不详。全书前半部属基础理论范畴，其学说禀承《内经》天人相应、以阴阳为纲的思想，发展了阴阳学说，较早地将脏腑学说的理论系统化，提出了以形色脉证相结合、以脉证为中心分述五脏六腑寒热虚实的辨证方法。后半部为临床证治内容，以内科杂病为主，包括阴厥、劳伤、中风偏枯、脚弱、水肿、痹证、痞证、症瘕积聚等内容，兼论外科疔疮、痈疽等病证，所列诸方大多配伍严密，方论亦有精义，为后世临床医家所珍视。

5.《脉经》

《脉经》，西晋·王叔和撰于公元3世纪，共分10卷，计98篇。本书是中国现存最早的脉学专著，集汉以前脉学之大成，取《内经》《难经》以及张仲景、华佗等有关论述分门别类，在阐明脉理的基础上联系临床实际。本书首次将脉象归纳为浮、芤、洪、滑、数、促、弦、紧、沉、伏、革、实、微、涩、细、软、弱、虚、散、缓、迟、结、代、动等24种，并对每种脉象均做了具体描述。后世的脉学著作，可以说都是在《脉经》基础上的发展。

6.《针灸甲乙经》

《针灸甲乙经》，晋·皇甫谧编撰于魏甘露四年（公元259年），共10卷，南北朝时期改为12卷本，计128篇。本书集《素问》《灵枢经》与《明堂孔穴针灸治要》三书中之有关针灸学内容等分类合编而成，对人体生理、病理，经脉循行，腧穴总数、部位、取穴，针法、适应证、禁忌证等，都进行了系统的论述，为中国现存最早的一部针灸学专著，为历代医学家、针灸学家所重视。

7.《伤寒论》（附：《注解伤寒论》）

东汉·张仲景于公元3世纪初撰著《伤寒杂病论》，集汉代以前医学之大成，系统地阐述了多种外感疾病及杂病的辨证论治，理法方药俱全，在中医发展史上具有划时代的意义和承前启后的作用。原书在流传过程中历经波折，逐渐形成《伤寒论》与《金匮要略方论》两部书。

《伤寒论》突出成就之一是确立了六经辨证体系，为诊治外感疾病提出了辨证纲领和治疗方法，也为中医临床各科提供了辨证论治的规范，从而奠定了辨证论治的基础；记载113方，精于选药，讲究配伍，主治明确，切合临床实际，千年来反复应用，屡试有效，被后世誉为"众方之祖"。

《注解伤寒论》，金·成无己注，10卷，书成于公元1144年，是现存最早的《伤寒论》全注本。全书贯以《内经》之旨，注解比较详明，能够阐析仲景辨证论治之理、立法处方之趣，对后世伤寒学派产生了巨大影响。

8.《金匮要略方论》（附：《金匮要略心典》）

《伤寒杂病论》古传本之一名《金匮玉函要略方》，被北宋翰林学士王洙发现于翰林院书库，书简共3卷，上卷辨伤寒，中卷则论杂病，下卷记载药方。后北宋校正医书局林亿等人重予编校，取其中以杂病为主的内容，仍厘订为3卷，改名《金匮要略方论》，习称《金匮要略》。

《金匮要略方论》，全书共25篇，方剂262首，列举病证六十余种，以内科杂病为主，兼有部分外科、妇产科等病证，是中国现存最早的一部诊治杂病的专著。古今医家对此书推崇备至，称之为"方书之祖"

《金匮要略心典》，清·尤怡著，3卷，成书于公元1729年。本书是尤氏集十年寒暑的心得之作，文笔简练，注释明晰，条理贯通，据理确凿，对仲景遣方用药，给予精当贴切的解释。由于《金匮要略心典》一书能够较好地阐发仲景奥义，而成为注本中的范本，后来学者阐发《金匮要略》多宗此书。

9.《温病条辨》（附：《温热论》《湿热病篇》《外感温病篇》）

《温病条辨》，清·吴瑭撰，嘉庆三年（公元1798年）完成，6卷，全书以三焦辨证为主干，释解温病全过程辨治，同时参以仲景六经辨证、刘河间温热病机、叶天士卫气营血辨证及吴又可温疫论等诸说，析理至微，病机甚明，而治之有方。本书在清代众多温病学家成就的基础上，建立了温病学说体系，创立了三焦辨证纲领，为清代温病学说标志性著作。

《温热论》，清·叶桂述，叶氏门人顾景文记录整理而成，1卷，创立了温病卫气营血辨证体系，为温病学说的奠基之作。

《湿热病篇》是一部系统论述外感湿热病辨证治疗的专著，相传为清代著名医家薛雪所撰，全篇内容以湿温、暑湿等夏秋季节的常见病证为主，也包括了痢疾、夏日感冒、伤于寒湿等病证。

《外感温病篇》相传为清代温病学家陈平伯所撰，书中所述对风温的治疗，紧扣病机，治在肺胃，清热生津是最基本治则，清热强调轻提外透，养阴以甘寒生津之品。风温传变迅速，要严密观察，及时投药，严防动风内陷之变。这一观点具有极高的临床实用价值。

后三部书皆短小精悍，字字珠玑，各有学术特色，是深入研究温病学术的重要参考，故附于此。

10.《神农本草经》（附：《本草三家合注》）

《神农本草经》作为现存最早的中药学著作，于东汉时期集结整理成书，分3卷，载药365种，分上中下三品，文字简练古朴，将东汉之前零散的药学知识进行了系统总结，其中阐述的大部分中药学理论和配伍规则，以及提出的"七情和合"原则，是中医药药物学理论发展的源头。中国医学史上具有代表性的几部本草类著作，如《本草经集注》《新修本草》《证类本草》《本草纲目》等，都是基于《本草经》发展起来的。

《本草三家合注》，清·郭汝聪辑，6卷，刊于公元1803年。本书系将张志聪《本草崇原》、叶桂《本草经辑要》及陈念祖《本草经读》三书注释予以合编，对深入学习研究《本草经》具有重要参考价值。

11.《本草从新》

《本草从新》，清·吴仪洛撰，18卷，刊于公元1757年。本书是在明末清初·汪昂所撰《本草备要》基础上重订而成，取其"卷帙不繁，而采辑甚广"之长，补其"杂采诸说，无所折衷，未免有承误之失"。全书载药721种，对药物真伪和同名药物性味、功用的不同，以及药物的修治等，都一一述及。本书分类仿《本草纲目》，较为简明实用，在近代本草学著作中流传较广，有很高的学习和临床参考价值。

12.《医方集解》

《医方集解》，明末清初·汪昂撰，刊行于公元1682年，共3卷。本书搜集切合实用方剂800余首，分列21门，以《黄帝内经》理论学说为指导，以仲景学说为基础，裒合数十医家硕论名言，对所采集方剂予以诠释，每方论述包括适应证、药物组成、方义、服法及加减等，是一部影响深远的方剂专著。

13.《古今医案按》

《古今医案按》，清·俞震著，成书于公元1778年，共10卷。本书按证列目，选辑历代名医医案，上至仓公，下至叶天士，共60余家，1060余案，通过按语分析各家医案，对各家的学术思想择善而从；并结合自己的临床经验，析疑解惑，明确指出辨证与施治的关键所在，为研究前人医案难得佳著。章太炎先生曾说："中医之成绩，医案最著。欲求前人之经验心得，医案最有线索可寻。循此专研，事半功倍。"欲由中医理论学习而入临床实践，本书可为首选。

综上，"杏林传习十三经"丛书体量不大，而"理、法、方、药、针、案"齐备，且具有内在的学术逻辑关联性，而不是简单的图书拼盘，较为完整地涵盖了中医学术体系的核心内容。诸多中医前辈主张：经典学习，宜先读白文本，然后参阅各家注释，以免被各自一家之说纷扰而无所适从。无论中医从业者，还是中医爱好者；无论初涉杏林者，还是沉潜已久者；无论关注理论研讨，还是注重临床实用；无论深入学术研究，还是一时文化涉猎，都能从中获益良多。至于注释参阅之用，市面上多有各种注本，方便易得，尤其是电子文献检索极为快捷。至于深文大义，对于一部经典著作而言，可以是仁者见仁，智者见智，不宜以某家臆见为框囿。

中医学术现状，异彩纷呈，各有主张。现代中医学院教育体制，能够提供一种基础性学术训练，作为中医学术健康发展与有效沟通交流的基本共识，不可或缺。其不尽如人意处，近十多年来颇受诟病。尤其是在强调民间中医特长、传统师承优势的时候，学院教育就成了众矢之的。然而，取消学院教育，行吗？子曰："夷狄之有君，不若诸夏之亡也。"（《论语·八佾》）

想要主张一种学说，必要立起一面旗帜，为了吸引他人注意，就免不了言辞偏激。若是认定这些偏激言辞，则必然形成一种"刻板印象"，诸如"李东垣——补土"，"张从正——攻邪"，"朱丹溪——滋阴降火"，"吉益东洞——万病一毒"，"郑钦安——火神派——附子"，类似这种简化版的旗帜标榜，果然是其学术主张的本来面目吗？诚如清·郭云台所言："若夫医为司命，一己之得失工拙，而千百人之安危死生系之，是故病万变，药亦万变，活法非可言传，至当惟存恰好。倘惟沾沾焉执一人之说，守一家之学，传者偏而不举，习者复胶而不化，尚凉泻则虚寒者蒙祸，惯温补则实热者罹殃。"（《证治歌诀·序》）即便被尊崇为"火神派鼻祖"的郑钦安先生，也曾言辞无奈："人咸目余为'姜附先生'，……余非爱姜附，恶归地，功夫全在阴阳上打算耳！"

值得关注的是，近百年来，中医学术朝野颇有一种风气，对于中医自身理论阐述，显得有些底气不足，有意援引其他领域理论言辞以壮胆，或借现代科学，或借佛道性理。

借助现代科学，固然可以助力我国科技进步，如屠呦呦关于青蒿素的研究，毕竟现代科技已经深入各个角落、各个层面；若是意在借现代科学来支撑中医学术自信，则这般短暂而脆弱的学术自信，终究不能为中医学术进步提供坚实基础。

若是借助佛道性理，以图引领中医学术发展，这一条路决然行不通，或者引向虚玄空谈，并非中医学术发展的吉兆。毕竟这是一门应用技艺，宏观上关乎国计民生，微观上兼及实用、义理两端。正是由于中医具有的许多切于实用的理论和技术，才得以代代相传，绵延不绝；在义理受到本质性冲击与质疑时，借助其广泛的实用性，中医才能坚守自己的生存空间。

举例而言，受鉴真大和尚的深远影响，日本社会文化，尤其是主流精英阶层，受佛教思想浸染近千年。当然，医学也曾沉浸其中，直至 18 世纪初期，"时医皆剃发，着僧衣，拜僧官"；援引佛理以阐述医理，也曾是真实存在的历史事实。然而，"古方派"草创者之一后藤艮山"深非之，首植发"，影响所及，"门人及世医多幕达风，渐向正俗"（浅田宗伯著《皇国名医传》）。医学逐渐摒弃了玄言空论，转以临床实证为主流。

老子曰："大道甚夷，而人好径。"（《道德经·第五十三章》）中医学术理论体系，有其自身的学术理路，有其自洽的发展动机。解决学术传承问题，正如前文所述，经典学习是最基础性的入门路径，而临床实证是学术理论发展的不竭源泉。根基在此，坦途在此，何必他求？

行文已尽，窗外瑞雪飘飞，天地间苍茫一片，时值大寒交节第三天。再过十二天，节交立春，万物复苏。中医学术，亦如这般，阴阳更替，生生不息。

周鸿飞

2016 年 1 月 22 日，于郑州市第一人民医院

序

余先世藏书最夥，凡有益于民用者，购之尤亟，以故岐黄家言，亦多海内希见之本。余自髫年，习制举业时，即旁览及焉，遇有会意，辄觉神情开涤，于是尽发所藏而精绎之，迄今四十年矣。

夫医学之要，莫先于明理，其次则在辨证，其次则在用药。理不明，证于何辨？证不辨，药于何用？故拙著医学十种，其一曰《一源必彻》，其二曰《四诊须详》，于经义、病情，必斟酌群言，而期于至当也。而又念天之生药，凡以济斯人之疾苦者也。有一病，必有一药；病千变，药亦千变。能精悉其气味，则千百药中，任举一二种用之且通神；不然，则歧多而用眩，凡药皆可伤人，况于性最偏驳者乎？

自来注本草者，古经以下，代有增订。而李氏《纲目》为集大成，其征据该洽，良足补《尔雅》《诗疏》之缺，而以备医学之用。或病其稍繁，踵之者有缪氏之《经疏》，不特著药性之功能，且兼言其过劣，其中多所发明。而西昌喻嘉言颇有异议。最后新安汪氏祖述二书，著《备要》一编，卷帙不繁，而采辑甚广，宜其为近今脍炙之书也。独惜其本非岐黄家，不临证而专信前人，杂采诸说，无所折衷，未免有承误之失。余不揣固陋，取其书重订之，因仍者半，增改者半，旁掇旧文，参以涉历，以扩未尽之旨。书成，名曰《本草从新》，付之剞劂，庶几切于时用而堪羽翼古人矣乎。其余数种，将次第刊布，与有识者商之。

　　　乾隆丁丑岁三月上巳日，潵水吴仪洛遵程书于硖川之利济堂

凡 例

一注本草者，当先注明其所以主治之由，与所以当用之理，使读之者有义味可咀嚼也。兹集药性、病情互相阐发，庶便资用。若每处皆释，则重复烦琐，反生厌渎。故前后间见，或因药论辨，读者汇观而统会之可也。

一上自神农《本草经》，以至李氏《纲目》，俱递有收载；自《纲目》以后，收载绝少，如燕窝之类，用治甚多，从前俱所失收，兹集俱为增入。

一自古本草以至近今本草俱有是名，而今并无是药者，如预知子之类，俱为削去。

一药品主治，诸家析言者少，统言者多。如治痰之药，有治湿痰者，有治燥痰者，诸书第以除痰概之；头痛之药，有治内伤头痛者，有治外感头痛者，诸书惟言治头痛而已。此皆相反之证，未可混施，举此二端，其余可以类推矣。又止言某病宜用，而不言某病忌用，均属阙略。兹集并加详注，庶无贻误。

一每药先辨其气味形色，次著其所入经络，乃为发明其功用，而以主治之证具列于后。其所以主治之理，即在前功用之中，不能逐款细注，读者详之。

一徐之才曰：药有宣、通、补、泻、涩、滑、燥、湿、轻、重十种。是药之大体，而《本经》不言，后人未述。凡用药者，审而详之，则靡所失遗矣。今为分阐，以标于本药之上。

一药品主治，已注明某脏某腑者，则不更言入某经络，以重复无用也。

一阴阳升降浮沉，已详于"药性总义"中，故每品之下不加重注。

一采用诸书，悉标其名氏，使知为先哲名言，有可考据也。间有删节数行数句者，以限于尺幅也；有增改数句数字者，务畅其文义也。其间广搜博采，义图贯通，取要删繁，词归雅饬，庶几爽观者之心目云尔。

一凡假药不可不辨。如花草子伪沙苑蒺藜，香栾伪枳实、枳壳之类，始则以伪乱真，渐至真者绝少，数百年来从无一人起而指摘之者。此类甚多，兹集俱正其误。

一同是药名，而力量厚薄悬殊，性味优劣迥别。如野白术与种白术，并江西白术之类。至肉桂中洋桂，黄连中新山连，更害人之尤者也。兹集俱细为分别。

一本药而杂别种在内，用者即不能取效。如肆中柴胡，夹杂白头翁、小前胡、远志苗、丹参等于内，不细为拣去，不唯无益，而反有害矣。亦断不可不正之。

一药品修治，必须如法。今肆中熟地黄用煮，菟丝饼加面之类，制治乖方，断不可用，俱为正之。

一凡可以救荒者，收载稍繁，以其有裨于生成之实用也。

一养生与治病，食物之宜否，关系非细，故收载不厌其繁。

药性总义

凡酸属木，入肝；苦属火，入心；甘属土，入脾；辛属金，入肺；咸属水，入肾。此五味之义也。

凡青属木，入肝；赤属火，入心；黄属土，入脾；白属金，入肺；黑属水，入肾。此五色之义也。

凡酸者，能涩，能收；苦者，能泻，能燥，能坚；甘者，能补，能和，能缓；辛者，能散，能润，能横行；咸者，能下，能坚；淡者，能利窍，能渗泄。此五味之用也。

凡寒热温凉，气也；酸苦甘辛咸淡，味也。气为阳，味为阴。气厚者为纯阳，薄为阳中之阴；味厚者为纯阴，薄为阴中之阳。气薄则发泄，厚则发热；味厚则泄，薄则通。辛甘发散为阳，酸苦涌泄为阴。咸味涌泄为阴，淡味渗泄为阳。轻清升浮为阳，重浊沉降为阴。清阳出上窍，浊阴出下窍。清阳发腠理，浊阴走五脏。清阳实四肢，浊阴归六腑。此阴阳之义也。

凡轻虚者浮而升，重实者沉而降；味薄者升而生，气薄者降而收；气厚者浮而长，味厚者沉而藏，味平者化而成；气厚味薄者浮而升，味厚气薄者沉而降；气味俱厚者能浮能沉，气味俱薄者可升可降；酸咸无升，辛甘无降；寒无浮，热无沉。此升降浮沉之义也。

凡质之轻者上入心肺，重者下入肝肾；中空者发表，内实者攻里；为枝者达四肢，为皮者达皮肤，为心为干者内行脏腑；枯燥者入气分，润泽者入血分。此上下内外，各以其类相从也。

凡色青，味酸，气臊，性属木者，皆入足厥阴肝、足少阳胆经；色赤，味苦，气焦，性属火者，皆入手少阴心、手太阳小肠经；色黄，味甘，气香，性属土者，皆入足太阴脾、足阳明胃经；色白，味辛，气腥，性属金者，皆入手太阴肺、手阳明大肠经；色黑，味咸，气腐，性属水者，皆入足少阴肾、足太阳膀胱经。十二经中，惟手厥阴心包络、手少阳三焦经无所主，其经通于足厥阴、少阳。厥阴主血，诸药入厥阴血分者，并入心包络；少阳主气，诸药入胆经气分者，并入三焦。命门相火散行于胆、三焦、心包络，故入命门者，并入三焦。此诸药入诸经之部分也。

人之五脏，应五行，金木水火土，子母相生。经曰：虚则补其母，实则泻其子。又曰：子能令母实。如肾为肝母，心为肝子，故入肝者，并入肾与心；肝为心母，脾为心子，故入心者，并入肝与脾；心为脾母，肺为脾子，故入脾者，并入心与肺；脾为肺母，肾为肺子，故入肺者，并入脾与肾；肺为肾母，肝为肾子，故入肾者，并入肺与肝。此五行相生，子母相应之义也。

凡药各有形性气质，其入诸经，有因形相类者，有因性相从者，有因气相求者，有因质相同者，自然之理，可以意得也。

有相须者，同类而不可离也；为使者，我之佐使也；恶者，夺我之能也；畏者，受彼之制也；反者，两不可合也；杀者，制彼之毒也。此异同之义也。

肝苦急，急食甘以缓之。肝欲散，急食辛以散之，以辛补之，以酸泻之。心苦缓，急食酸以收之。心欲软，急食咸以软之，用咸补之，以甘泻之。脾苦湿，急食苦以燥之。脾欲缓，急食甘补之，用苦泻之，以甘补之。肺苦气上逆，急食苦以泄之。肺欲收，急食酸以收之，用酸补之，以辛泻之。肾苦燥，急食辛以润之，开腠理，致津液，通气也。肾欲坚，急食苦以坚之，用苦补之，以咸泻之。此五脏补泻之义也。

酸伤筋，辛胜酸；苦伤气，咸胜苦；甘伤肉，酸胜甘；辛伤皮毛，苦胜辛；咸伤血，甘胜咸。此五行相克之义也。

辛走气，气病无多食辛；咸走血，血病无多食咸；苦走骨，骨病无多食苦；甘走肉，肉病无多食甘；酸走筋，筋病无多食酸。此五病之所禁也。

多食咸，则脉凝泣而变色；多食苦，则皮槁而毛拔；多食辛，则筋急而爪枯；多食酸，则肉胝胎而唇揭；多食甘，则骨痛而发落。此五味之所伤也。

风淫于内，治以辛凉，佐以苦甘，以甘缓之，以辛散之；热淫于内，治以咸寒，佐以甘苦，以酸收之，以苦发之；湿淫于内，治以苦热，佐以酸淡，以苦燥之，以淡泄之；火淫于内，治以咸冷，佐以苦辛，以酸收之，以苦发之；燥淫于内，治以苦温，佐以甘辛，以苦下之；寒淫于内，治以甘热，佐以苦辛，以咸泻之，以辛润之，以苦坚之。此六淫主治，各有所宜也。

凡药须俟制焙毕，然后秤用，不得生秤。湿润药皆先增分两，燥乃秤之。

凡酒制升提，姜制温散，入盐走肾而软坚，用醋注肝而收敛，童便除劣性而降下，米泔去燥性而和中，乳润枯生血，蜜甘缓益元，陈壁土藉土气以补中州。面煨、曲制，抑酷性，勿伤上膈；黑豆甘草汤渍，并解毒，致令平和；羊酥、猪脂涂烧，咸渗骨，容易脆断。去穰者免胀，去心者除烦。此制治各有所宜也。

用药有宜陈久者，有宜精新者。如南星、半夏、麻黄、大黄、木贼、棕榈、芫花、槐花、荆芥、枳实、枳壳、橘皮、香橼、佛手柑、山茱萸、吴茱萸、燕窝、蛤蚧、沙糖、壁土、秋石、金汁、石灰、米、麦、酒、酱、醋、茶、姜、芥、艾、墨、蒸饼、诸曲、诸胶之类，皆以陈久者为佳，或取其烈性减，或取其火气脱也。余则俱宜精新，若陈腐而欠鲜明，则气味不全，服之必无效。唐·耿沨诗云"朽药误新方"，正谓是矣。此药品有新陈之不同，用之贵各得其宜也。

目录

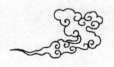

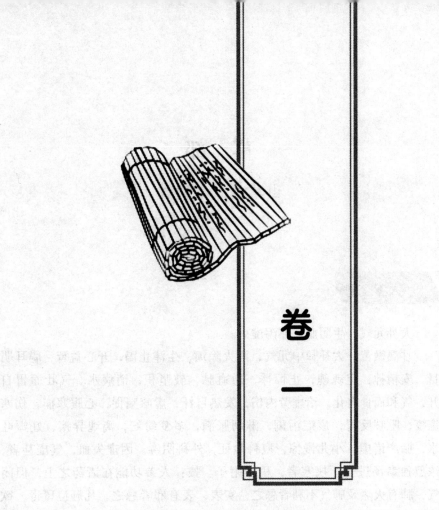

卷

一

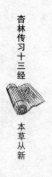

草 部

山草类五十四种

人参

大补元气，生阴血，亦泻虚火。

甘温微苦。大补肺中元气，泻火除烦，生津止渴，开心益智，聪耳明目，安精神，定魂魄，止惊悸，通血脉，破坚积，消痰水。气壮而胃自开，气和而食自化。治虚劳内伤，发热自汗，虚咳喘促，心腹寒痛，伤寒瘟疫，呕哕反胃，痎疟泻痢，淋沥胀满，多梦纷纭，离魂异疾，妊娠吐水，胎产诸虚，小儿慢惊，痘科险证，外科阴毒。因虚失血，气虚甚者，浓煎独参汤进之。挟寒者，稍加附子。按：人参功能在诸药之上，但闭气，肺有火热及肺气不利者忌之；实表，表有邪者忌之。凡痧痘斑毒，欲出未出，但闷热而不见点，若误用之，以阻截其路，为祸尤烈。产辽东。宁古台出者，光红结实；船厂出者，空松铅塞。并有糙有熟，宜隔纸焙用。忌铁。不宜见风日。茯苓为使。畏五灵脂，恶皂角、黑大豆、紫石英、人溲，反藜芦。

参条

生津，补气。

乃横生芦头上者。其力甚薄，止可用以调理常病及生津止渴。其性横行手臂，凡指臂无力者，服之甚效。

参须

生津，补气。

亦横生芦头上而更细者。其性与参条同，而力尤薄。要知参条、参须不过得参之余气，危险之证，断难倚仗。

太子参

大补元气。

虽甚细如参条，短紧坚实，而有芦纹，其力不下大参。

参芦

宣，涌吐，然亦有补性。

苦温。涌吐。虚劳痰饮，今东洋、西洋俱常用之。

参叶

大苦大寒。损气败血，其性与人参相反，且无用，所以从来本草内俱不载。

珠儿参

补气，除肺火。

苦寒微甘。味厚体重，补肺降火，肺热者宜之。脏寒者服之，即作腹痛；郁火服之，火不透发，反生寒热。其性大约与西洋人参相同，不过清热之功，热去则火不刑金，而肺脏受益，非真能补也。出闽中。须多去皮，再用滚水泡，以其苦劣之味在外皮，近中心则苦味减而稍甘。

党参

补中气，生津。

甘平。补中益气，和脾胃，除烦渴。中气微虚，用以调补，甚为平妥。按：古本草云：参，须上党者佳。今真党参久已难得，肆中所卖党参，种类甚多，皆不堪用。唯防风党参，性味和平足贵，根有狮子盘头者

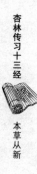

真，硬纹者伪也。

土人参

补肺气，通下行。

甘微寒。气香味淡，性善下降，能伸肺经治节，使清肃下行；补气生津，治咳嗽喘逆，痰壅火升，久疟淋沥，难产经闭，泻痢由于肺热，反胃噎膈由于燥涩。凡有升无降之证，每见奇效。脾虚下陷，滑精梦遗，俱禁用，以其下行而滑窍也。孕妇亦忌。出江浙，俗名粉沙参。

西洋人参

补肺，降火。

苦寒微甘。味厚气薄，补肺降火，生津液，除烦倦。虚而有火者相宜。出大西洋佛兰西。

北沙参

补阴，清肺火。

甘苦微寒。味淡体轻，专补肺阴，清肺火。治久咳肺痿，金受火刑者宜之。寒客肺中作嗽者勿服。白实长大者良。恶防己，反藜芦。

南沙参，功同北参，而力稍逊，色稍黄，形稍瘦小而短。近有一种味带辣者，不可用。

空沙参

即荠苨。寒利肺，甘解毒。

甘淡微寒。解百药毒，利肺气，和中明目。主咳嗽，消渴强中，疮毒疔肿。即甜桔梗。

甘草

有补有泻，能表能里，可升可降，生阴血。

味甘。生用气平，补脾胃不足，而泻心火；炙用气温，补三焦元气，而散表寒。入和剂则补益，入汗剂则解肌，入凉剂则泻邪热，入峻剂则缓正气，入润剂则养阴血，能协和诸药，使之不争，生肌止痛，通行十二经，解百药毒，故有国老之称。疗诸痈肿疮疡，惟中满证忌之。大而结者良。出大同，名粉草，细者名统草。补中炙用，宜大者；泻火生用，宜细者。甘草头，消肿导毒，宜入吐药。甘草梢，止茎中痛，淋浊证用之。白术、苦参、干漆为使。恶远志，反大戟、芫花、甘遂、海藻，然亦有并用者。

黄精

平补气血而润。

甘平。补中益气，安五脏，益脾胃，润心肺，填精髓，助筋骨，除风湿，下三尸虫。以其得坤土之精粹，久服不饥，却病延年。似玉竹而稍大，黄白多须，故俗呼为玉竹黄精。又一种似白芨，俗呼为白芨黄精，又名山生姜，恐非真者。去须，九蒸九晒用。

萎蕤

即玉竹。平补气血而润，去风湿。

甘平。补中益气，除烦渴，润心肺。治风淫湿毒，目痛眦烂，寒热痁疟，中风不能动摇，头痛腰痛，茎寒自汗，一切不足之证。用代参、地，不寒不燥，大有殊功。去毛，蜜水或酒浸，蒸用。畏咸卤。熬膏良。

黄芪

补气，固表，生亦泻火，生阴血。

甘温。生用固表，无汗能发，有汗能止，温分肉，实腠理，补肺气，泻阴火，解肌热；炙用补中，益元气，温三焦，壮脾胃，生血生肌，排脓内托，疮痈圣药。痘证不起，阳虚无热者宜之。形如箭竿者佳，绵软而嫩，无丫枝。入补药中，捶扁，蜜炙；如欲其稍降，盐水炒；达表生用，或酒炒亦可。茯苓为使。恶龟甲、白鲜皮，畏防风。按：黄芪极滞胃口，胸胃不宽者勿用；实表，有表邪及表旺者勿用；助气，气实者勿用；多怒则肝气不和，亦禁用；阴虚者宜少用，恐升气于表，而里愈虚尔。熬膏良。

野白术

补气，生血，健脾，燥湿。

甘补脾，温和中，苦燥湿。本善补气，同补血药用亦能补血，无汗能发，有汗能止；补脾则能进饮食，祛劳倦，止肌热，化癥癖；和中则能已呕吐，定痛安胎；燥湿则能利小便，生津液，止泄泻，化胃经痰水，理心下急满，利腰脐血结，去周身湿痹。按：《白术赞》云"味重金浆，芳逾玉液，百邪外御，六腑内充"，盖甚言其功之广也。肾虚者勿用，有火者宜生用。产于潜者最佳，今甚难得；即浙江诸山出者，俱可用，俗称为天生术，有鹤颈甚长，内有朱砂点，术上有须者尤佳，以其得土气厚，须乃其余气也；其次出宣、歙者，名狗头术。冬月采者佳。用糯米泔浸，陈壁土炒，或蜜水炒，人乳拌用，熬膏良。

种白术

健脾，燥湿。

止可用以调补常病之虚者，及病后调理脾胃。若生死关头，断难恃以为治。阴虚燥渴，肝肾有筑筑动气者，勿服。产浙江台州燕山，亦以冬月采者为佳，并无鹤颈与须，反肥大于野术，熬膏良；江西白术，其形甚小，与浙江野术相似，虽有鹤颈而甚短，其体坚实，其味苦劣。

苍术

补脾，燥湿；宣，升阳，解郁。

苦温辛烈。燥胃强脾，发汗除湿，能升发胃中阳气，止吐泻，逐痰水，消肿满，辟恶气，散风寒湿，为治痿要药；又能总解痰、火、气、血、湿、食六郁，及脾湿下流，肠风带浊。燥结多汗者忌用。出茅山，坚小有朱砂点者良。糯米泔浸，焙干，同芝麻炒，以制其燥。

二术皆防风、地榆为使。古本草不分苍、白，陶隐居分两种，始各施用。

桔梗

宣通气血，泻火，散寒，载药上浮。

苦辛平。色白属金，入肺泻热，兼入手少阴心、足阳明胃经，开提气血，表散寒邪，清利头目咽喉，开胸膈滞气。凡痰壅喘促，鼻塞目赤，喉痹咽痛，齿痛口疮，肺痈干咳，胸膈刺痛，腹痛肠鸣，并宜桔梗以开之。为诸药舟楫，载之上浮，能引苦泄峻下之剂，至于至高之分成功。去浮皮，泔浸，微炒。畏龙胆、白芨。忌猪肉。

天麻

宣，祛风。

辛温。入肝经气分，通血脉，疏痰气。治诸风眩掉，头旋眼黑，语言不遂，风湿疭痹，小儿惊痫。血液衰少，及非真中风者，忌用。根类王瓜，茎名赤箭，明亮坚实者佳。湿纸包，煨熟，切片，酒浸一宿，焙。子名还筒子，定风补虚。

秦艽

宣，去风湿。

苦燥湿，辛散风，去肠胃之热，疏肝胆之气，活血荣筋。治风寒湿痹，通身挛急，潮热骨蒸，疸黄酒毒，肠风泻血，口噤牙痛，湿胜风淫之证。利大小便，下部虚忌用。形作罗纹相交，长大黄白，左纹者良。菖蒲为使。畏牛乳。

柴胡

宣，发表，和里，退热，升阳，解郁，调经。

苦微寒。味薄气升为阳，主阳气下陷，能引清气上行，而平少阳、厥阴之邪热，为足少阳胆经表药。治伤寒邪热，痰热结实，心下烦热，诸疟寒热，头眩呕吐，目赤，胸痞胁痛，口苦耳聋，热入血室，胎前、产后诸热，小儿痘证。能散十二经疮疽血凝气聚，功同连翘。阴虚火炎气升者，禁用。产江南古城山，名齐接口者佳。外感，生用；内伤升气，酒炒用。凡治中及下降用梢。有汗咳者，蜜水拌炒。前胡、半夏为使。恶皂角。按：柴胡所用甚多，今药客入山收买，将白头翁、丹参、小前胡、远志苗等俱杂在内，谓之统柴胡，药肆中俱切为饮片，其实真柴胡无几，须拣去别种，用净柴胡。苗，主治卒聋，捣汁，频滴之。银州柴胡，治虚劳肌热，骨蒸劳疟，热从髓出，小儿五疳羸热。根长尺余，微白。

前胡

宣，解表，泻下气，治风痰。

辛以畅肺，解风寒；甘以入脾，理胸腹；苦泄厥阴之热，寒散太阳之邪。性阴而降，功专下气，气下则火降而痰消。能除实热，治痰热哮喘，咳嗽呕逆，痞膈霍乱。无实热与外感者忌用。味甘气香，性软。冬月采者良。内有硬者，名雄前胡，须拣去，勿用。半夏为使。恶皂角。忌火。

独活

宣，理伏风，去湿。

辛苦微温。气缓善搜，入足少阴气分，以理伏风。治本经伤风头痛，头晕目眩，风热齿痛，痉痫湿痹，奔豚疝瘕。古方唯用独活，后人分二种：以形虚大，有臼如鬼眼，节疏色黄者，为独活；色紫节密，气猛烈者，为羌活，并出蜀汉。又云：自西羌来者，为羌活。

羌活

宣，理游风，发表，胜湿。

辛苦性温。气雄而散，味薄上升，入足太阳，以理游风；兼入足少阴、厥阴气分，泻肝气，搜肝风。治风湿相搏，本经头痛，督脉为病，脊强而厥，刚痉柔痉，中风不语，头旋目赤。散肌表八风之邪，利周身百节之痛，为却乱反正之主药。若血虚头痛，遍身痛者，此属内证，二活并禁用。

防风

宣，发表，去风，胜湿。

辛甘微温。升浮为阳，搜肝泻肺，散头目滞气，经络留湿，主上部见血，上焦风邪，头痛目眩，脊痛项强，周身尽痛，太阳经证；又行脾胃二经，为去风胜湿之要药。散目赤疮疡。若血虚痉急，头痛不因风寒，泄泻不因寒湿，火升作嗽，阴虚盗汗，阳虚自汗者，并禁用。青州黄润者良，软芦糯体。恶干姜、白蔹、芫花，畏萆薢，杀附子毒。

升麻

轻宣，升阳，解毒。

甘辛微苦。足阳明、太阴引经药，亦入手阳明、太阴。表散风邪，升散火郁，能升阳气于至阴之下，引甘温之药上行，以补卫气之散而实其表。治时气毒疠头痛，寒热肺痿，吐脓，下痢后重，久泄脱肛，崩中带下，痘疮斑疹，风热疮痈，解百药毒，吐蛊毒，杀精鬼。阴虚火升者忌用。里白外黑，紧实者良，名鬼脸升麻，去须、芦用。

细辛

宣，散风寒；温，行水气，润肾燥。

辛温。散风寒，故诸风痹痛，咳嗽上气，头痛脊强者宜之；辛散浮

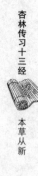

热，故口疮喉痹，鼻渊齿虫者宜之；水停心下则肾燥，细辛之辛，能行水气以润之。虽手少阴引经，乃足少阴本药。能通精气，利九窍，故惊痫耳聋鼻齆，风眼泪下倒睫，大便燥结者宜之。温经发汗，行血下乳，散结破痰。味厚性烈，不可多用。北产者细而香，南产者稍大而不香，名土辛，又名马辛，拣去双叶者用。恶黄芪、山茱萸，畏硝石、滑石，反藜芦。

远志

宣，散郁，通心肾。

苦泄热，温行气，辛散郁。主手少阴，能通肾气，上达于心，强志益智，聪耳明目，利九窍。治迷惑善忘，惊悸不寐，皮肤中热，肾积奔豚，一切痈疽，敷服皆效。并善豁痰。远志交通心肾，并无补性，虚而挟滞者，同养血补气药用，资其宣导，臻于太和。不可多用、独用，纯虚无滞者忌。山西白皮者佳。去心，甘草水浸一宿用。畏珍珠、藜芦。得茯苓、龙骨良。叶，益精，补阴气，治虚损梦泄。

金毛狗脊

平补肝肾，除风寒湿。

苦坚肾，甘益血，温养气。治失溺不节，脚弱腰痛，寒湿周痹，除风虚，强机关，利俯仰。有黄毛，如狗形，故名。去毛，切，酒拌蒸。萆薢为使。熬膏良。

淫羊藿

补肾命门。

辛香甘温。入肝肾，补命门，益精气，坚筋骨，利小便。治绝阳不兴，绝阴不产，冷风劳气，四肢不仁。相火易动，远之。一名仙灵脾。北部淫羊，一日百合，食此藿所致，故名。去枝，羊脂拌炒。山药为使。得酒良。

巴戟天

补肾，祛风。

甘辛微温。入肾经血分，强阴益精，治五劳七伤；散风湿，治风气脚气水肿。阴虚而相火炽者，忌服。根如连珠，击破，中紫而鲜洁者，伪也；中虽紫，微有白糁粉色而理小暗者，真也。蜀产佳。去心，酒浸，焙用。覆盆子为使。恶丹参。

锁阳

补阳，滑肠。

甘温。补阴益精兴阳，润燥养筋。治痿弱，滑大肠。泄泻及阳易举而精不固者，忌之。鳞甲栉比，状类男阳。酥炙。

肉苁蓉

补肾命门，滑肠。

甘酸咸温。入肾经血分，补命门相火，滋润五脏，益髓强筋。治五劳七伤，绝阳不兴，绝阴不产，腰膝冷痛，峻补精血。骤用恐妨心，滑大便。功用与锁阳相仿，禁忌亦同。长大如臂，重至斤许，有松子鳞甲者良。酒浸一宿，刷去浮甲，劈破，除内筋膜，酒蒸半日，又酥炙用。忌铁。

白芨

涩，补肺，化瘀，生新。

苦辛而平，性涩而收。得秋金之令，入肺止吐血，肺损者能复生之。治跌打折骨，汤火灼伤，恶疮痈肿，败疽死肌，去腐，逐瘀，生新。除面上皯疱，涂手足皲裂，令人肌滑。紫石英为使。畏杏仁，反乌头。

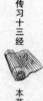

三七

一名山漆。泻，散瘀，定痛。

甘苦微温。散血定痛。治吐血衄血，血痢血崩，目赤痈肿，为金疮杖疮要药。能损新血，无瘀者勿用。从广西山洞来者，略似白芨，长者如老干地黄，有节，味微甘，颇似人参。以末掺猪血中，血化为水者真。

地榆

涩，止血。

苦酸微寒。性沉而涩，入下焦，除血热。治吐衄崩中，肠风血痢。气血虚寒及初起者，禁用。似柳根，外黑里红，取上截，炒黑用。梢反行血。得发良。恶麦冬。

丹参

补心，去瘀，生新。

气平而降，味苦色赤，入心与包络，破宿血，生新血，安生胎，堕死胎，调经脉，除烦热，功兼四物，为女科要药。治冷热劳，骨节痛，风痹不随，癥瘕，血虚血瘀之候。又治目赤疝痛，疮疥肿毒，排脓生肌，养神定志，通利血脉。虽能补血，长于行血，无瘀，斟酌用之。畏咸水。忌醋，反藜芦。

元参

泻无根之火，补阴。

苦咸微寒。入肺肾二经，除烦止渴，降火滋阴，明目解毒，利咽喉，通二便，下水气。治头痛，鼻疮，瘰疬鼠瘘，发斑咽痛，颈下结核，急喉痹风，痈疽疝气，温疟游风，潮热骨蒸。脾虚泄泻者忌。取青白者，蒸过再焙，勿犯铜器。恶黄芪、萸肉、姜、枣，反藜芦。

苦参

泻湿热，祛风。

大苦燥湿，大寒胜热，沉降入肾，消痈解毒，明目止泪。治梦遗滑精，热痢血痢，肠风泻血，溺赤黄疸。又能祛风杀虫，治大风疥癞眉脱。又能解酒毒。肝肾虚而无热者忌。糯米泔浸去腥气，蒸。元参为使。恶贝母、菟丝、漏芦，反藜芦。

龙胆草

泻肝胆火，下焦湿热。

大苦大寒。沉阴下行，入肝胆而泻火，兼入膀胱肾经，除下焦之湿热。与防己同功。酒浸，亦能外行上行，治骨间寒热，惊痫邪气，时气温热，热痢疸黄，咽喉风热，赤睛弩肉，痈疽疮疖。大损胃气，无实火者忌之。甘草水浸一宿，曝用。小豆、贯众为使。忌地黄。

黄连

泻火，燥湿。

大苦大寒。入心泻火，镇肝凉血，燥湿开郁，解渴除烦，消心瘀，止盗汗。治热毒诸痢，痞满嘈杂，吞酸吐酸，腹痛心痛伏梁，目痛眦伤，痈疽疮疖，酒毒。明目，定惊，止呕，解毒，除疳，杀蛔。虚寒为病，大忌。黄连种数甚多。雅州连，细长弯曲，微黄无毛，有硬刺；马湖连，色黑细毛，绣花针头硬刺，形如鸡爪，此二种最佳。云南连，体松软毛，无硬刺；古勇连，体重无毛，无硬刺，此二种次之。水连头，体松有毛，无硬刺，又次之。新山连，光黄性重，断则淡黄色；土连，色黑，团节；鸡屎连，色黑细小，断则淡绿色，以上三种，服之害人。云景连，色黑，断则红色，不入药。川中种连，色黄，软毛，无硬刺，味微苦而薄，服之无效。去毛。治心火，生用；肝胆火，猪胆汁炒；上焦火，酒炒；中焦火，姜汁炒；下焦火，盐水炒；食积火，黄土炒；湿热在气分，吴茱汤炒；在血分，醋炒。黄芩、龙骨为使。恶菊花、元参、僵蚕、白鲜皮，畏款冬、牛膝。忌猪肉。杀乌头、巴豆毒。

胡黄连

其性味、功用，并似黄连，故名。

今诸家俱用以治小儿潮热五疳等证，解吃烟毒。出波斯国，今秦陇、南海亦有之。心黑外黄，折之尘出如烟者，乃为真也。其禁忌畏恶，俱同黄连。

黄芩

泻火，除湿。

苦入心，寒胜热，泻中焦实火，除脾家湿热。治澼痢腹痛，寒热往来，黄疸五淋血闭，气逆痈疽疮疡，及诸失血。降痰，解渴，安胎。酒炒则上行，泻肺火，利胸中气。治上焦之风热湿热，火嗽喉腥，目赤肿痛。苦寒伤胃，虚寒者均宜戒。胎前若非实热而服之，阴损胎元矣。中虚者，名枯芩，即片芩，泻肺火，清肌表之热；内实者，名条芩，即子芩，泻大肠火。上行，酒炒；泻肝胆火，猪胆汁炒。山茱、龙骨为使。畏丹皮、丹砂。

紫草

泻血热，滑肠。

甘咸气寒。入厥阴血分，凉血活血，利九窍，通二便。治心腹邪气，及痘疮血热毒盛，二便闭涩者。便滑者勿用。去头、须，酒洗。

知母

泻火，补水，润燥，滑肠。

辛苦寒滑。泻肾家有余之火，因而上清肺金，入二经气分，润肾滋阴，消痰定嗽，止渴除烦，安胎。治伤寒烦热，蓐劳骨蒸，利二便，消浮肿。伤胃滑肠，令人作泻。得酒良。上行，酒浸；下行，盐水拌。忌铁。

贝母

宣，散结，清火，润肺，化燥痰。

甘微寒。泻心火，辛散肺郁，润心肺，化燥痰。治虚劳烦热，咳嗽上气，吐血咯血，肺痿肺痈，喉痹，目眩，淋沥，瘿瘤，乳闭产难。功专散结除热，敷恶疮，敛疮口。能入肺治燥，非脾家所喜。川产最佳，圆正底平，开瓣味甘。象山贝母，体坚味苦，去时感风痰。土贝母，形大味苦，治外科证痰毒。俱去心，捣用。厚朴、白薇为使。畏秦艽，反乌头。

白头翁

泻热，凉血。

苦坚肾，寒凉血，入阳明血分。治热毒下痢，温疟寒热，齿痛骨痛，鼻衄秃疮，瘰疬疝瘕，血痔偏坠，明目消疣。血分无热者忌。药肆中多于统柴胡内拣出用之，然必头上有白毛者方真。得酒良。

白前

泻肺，降气，下痰。

辛甘微寒。长于降气，下痰止嗽。治肺气壅实，胸膈逆满。肺实者宜，否则忌也。似牛膝，粗长坚直，脆而易断者，白前也；短小柔软，能弯不断者，白薇也。去头、须，甘草水浸一伏时，焙用。忌羊肉。

白薇

泻血热。

苦咸而寒。阳明、冲任之药，利阴气，下水气，主中风身热支满，忽忽不知人，血厥热淋温疟，寒热酸痛，妇人伤中淋露，产虚烦呕。血热相宜，血虚则忌。似牛膝，而短小柔软。去须，酒洗。恶大黄、大戟、山萸、姜、枣。

白茅根

泻火，消瘀，凉血，止哕。

甘寒。入手少阴心，足太阴、阳明，除伏热，消瘀血，利小便，解酒毒。治吐衄诸血，血闭寒热，淋沥崩中，伤寒哕逆，肺热喘急，内热烦渴，黄疸水肿。针能溃脓，花能止血。吐血因于虚寒者，非所宜也。

白鲜皮

通，祛风湿。

气寒善行，味苦性燥，入脾胃，除湿热；兼入膀胱、小肠，行水道，通关节，利九窍，为诸黄风痹之要药。兼治风疮疥癣，女子阴中肿痛。下部虚寒，虽有湿证，勿可饵也。近道处处有之，以四川所产为良。江宁府滁州、润州所产，俱次之。根黄白而心实，取皮用。恶桑螵蛸、桔梗、茯苓、萆薢。

延胡索

宣，活血，利气。

辛苦而温。入手足太阴、厥阴，能行血中气滞，气中血滞，通小便，除风痹。治上下内外诸痛，癥癖崩淋，月候不调，产后血晕，暴血上冲，折伤积血，为活血利气之药。然辛温，走而不守，通经堕胎，瘀滞有余者，宜之。生用破血，炒用调血。经事先期，虚而崩漏，产后虚晕，均忌之。

落得打

宣，行血，止血。

甘平。治跌打损伤，及金疮出血，并用根煎，能行血，又能止血。苗高人许，叶如薄荷，根如玉竹而无节，捣烂则粘。

开金锁

宣，祛风湿。

苦平。祛风湿。治手足不遂，筋骨疼痛，与苍术、当归同用，甚效。产江浙，苗高三四尺，叶如萆薢，根如何首乌而无棱，肉白色而无纹，略似菝葜而无刺。

冬虫夏草

补肺肾。

甘平保肺，益肾止血，化痰已劳嗽。四川嘉定府所产者最佳，云南、贵州所出者次之。冬在土中，身活如老蚕，有毛能动；至夏则毛出土上，连身俱化为草；若不取，至冬则复化为虫。

锦地罗

泻，解毒。

微苦平。治山岚瘴毒，疮毒，并中诸毒。以根生研，酒服一钱匕，即解。出广西庆远山岩间，镇安、归顺、柳州皆有之，根似萆薢及栝蒌根状。彼处人颇珍重之，以充方物。

水仙根

泻，解毒。

苦微辛，寒滑。治痈疽及鱼骨哽。花，主治作香泽涂身，去风气，又疗妇人五心发热。

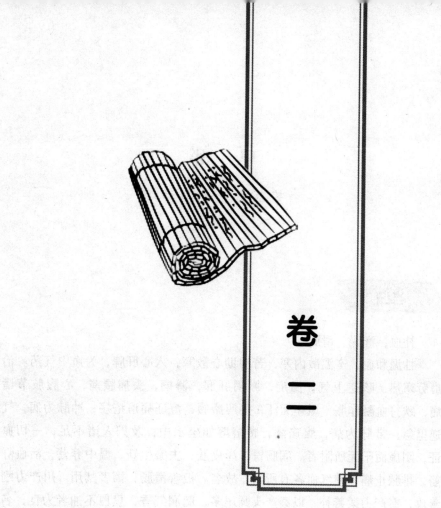

卷

二

草 部

芳草类三十四种

当归

补血，润燥，滑肠。

甘温和血，辛温散内寒，苦温助心散寒，入心肝脾，为血中气药。治虚劳寒热，咳逆上气，温疟，厥阴肝邪，澼痢，头痛腰痛，心腹肢节诸痛，跌打血凝作胀，风痉无汗，痿痹癥瘕，痘证痈疽疮疡；冲脉为病，气逆里急；带脉为病，腹痛满，腰溶溶如坐水中；及妇人诸不足，一切血证，阴虚而阳无所附者。润肠胃，泽皮肤，去瘀生新，温中养营，活血舒筋，排脓止痛，使气血各有所归，故名。极善滑肠，泻者禁用。川产力刚善攻，秦产力柔善补。以秦产头圆尾多，肥润气香，里白不油者为良，名马尾当归。尾粗坚枯者，名镵头当归，只宜发散用，宜酒制。治吐血，宜醋炒。畏菖蒲、海藻、生姜，恶湿面。

白芍药

补血，泻肝，敛阴。

苦酸微寒。入肝脾血分，泻肝火，安脾肺，固腠理，和血脉，收阴气，敛逆气，缓中止痛，除烦敛汗，退热安胎。治泻痢后重，血虚腹痛，胁痛，肺胀喘噫，脾热易饥。其收降之性，又能入血海而至厥阴。治鼻衄目涩，肝血不足，小儿痘疮，妇人胎产，及一切血病。同白术，补脾；同参、芪，补气；同归、地，补血；同芎䓖，泻肝；同甘草，止腹痛；同芩、连，止泻痢；同防风，发痘疹；同姜、枣，和营卫。酒炒加入补中益气汤中，治气虚下陷，尤称神妙。又曰：产后忌用。赤芍药，泻肝火，散恶血，利小肠。治腹痛胁痛，坚积血痹疝瘕，经闭肠风，痈肿目赤。白补而敛，赤散而泻。白益脾，能于土中泻木；赤散邪，能行血中之滞。虚者忌用。赤、白各随花色，单瓣者入药，酒炒用；妇人血分，醋炒；下痢后重，不炒。恶芒硝、石斛，畏鳖甲、小蓟，反藜芦。

芎䓖

补血，去瘀，润燥；宣，行气，搜风。

辛温升浮。为少阳引经，入手足厥阴，乃血中气药，升清阳而开诸郁，润肝燥而补肝虚，上行头目，下行血海，搜风散瘀，止痛调经。治风湿在头，诸种头痛，偏正头风，腹痛胁风，气郁血郁，血痢，寒痹筋挛，目泪多涕，风木为病，及痈疽疮疡，痘疮不起，男妇一切血证。凡气升痰喘，虚火上炎，呕吐咳逆，不宜用之。单服、久服令人暴亡。蜀产为川芎，秦产为西芎，江南为抚芎。以川产大块，里白不油，辛甘者良。白芷为使。畏黄连、硝石、滑石，恶黄芪、山茱萸。

牡丹皮

泻伏火，去瘀。

辛苦微寒。入手足少阴、厥阴，泻血中伏火，和血凉血而生血，破积血，通经脉，止吐衄，治惊痫瘛疭，除烦热，疗痈疮，下胞胎，退无汗之骨蒸。胃气虚寒，经行过期不净者，勿服。胎前亦宜酌用。单瓣花红者入药，肉厚者佳。酒拌蒸用。畏贝母、菟丝、大黄。忌蒜、胡荽、伏砒。

泽兰

通，行血，消水。

苦泄热，甘和血，辛散郁，香舒脾，微温行血。入足太阴、厥阴，通九窍，利关节，破宿血，通月经，消癥瘕，散水肿。治产后血沥腰痛，身面浮肿，吐血鼻洪，目痛头风，痈毒扑损。性虽和缓，终是破血之品，无瘀者勿轻用。时珍曰：兰草、泽兰，一类二种，俱生下隰，紫茎素枝，赤节绿叶，叶对节生，有细齿，但以茎圆节长，叶光有歧，为兰草；茎微方，节短，叶有毛，为泽兰。嫩时并可按而佩之，《楚词》所谓"纫秋兰以为佩"也。泽兰走血分，消水肿，涂痈毒，破瘀除癥，为妇人要药。兰草走气分，利水道，除痰癖，杀蛊辟恶，为消渴良药，亦名大泽兰，俗呼省头草、兰泽草、香草。以为山兰，误矣。

马兰

泻，凉血。

辛凉，入阳明血分，与泽兰同功。治鼻衄痔疮。

郁金

宣，解郁；泻，凉血，破瘀。

辛苦微甘，气寒。其性轻扬，上行入心及包络，兼入肺经，凉心热，散肝郁，破血下气。治吐衄尿血，妇人经脉逆行，血气诸痛，产后败血攻心，颠狂失心，痘毒入心，阳毒。生肌定痛，能开肺金之郁，故名。今医用此开郁，罕效。如真阴虚火亢吐血，不关肺肝气逆，不宜用也。出川、广，体锐圆如蝉肚，外黄内赤，色鲜微香，折之光明脆彻，苦中带甘者，乃真。

姜黄

泻，破血，行气。

味苦辛温。色黄入脾，兼入肝经，理血中之气，破血下气，除风消肿，性更烈于郁金。治血积气胀，产后败血攻心，通月经，疗扑损。片子者，能入手臂，治风寒湿痹痛。血虚者服之，病反增剧。出川、广。

蓬莪术

泻，行气，破血，消积。

辛苦而温。主一切气，又能通肝经，聚血行气，消瘀通经，化食止痛。治心腹诸痛，冷气吐酸，奔豚疝癖，中恶鬼疰。虚人服之，积未去而真已竭，兼以参、术，或庶几耳。根如生姜，莪生根下，似卵不齐，坚硬难捣，灰火煨透，乘热捣之；或醋磨、酒磨，或煮熟用。

荆三棱

泻，破血，行气，消积。

苦平。入肝经血分，破血中之气，散一切血瘀气结，疮硬食停，老块坚积，消肿止痛，通乳堕胎，功近香附而力峻。按：化积必借气运，专用伐克，气愈不运，积安得去？须辅以健脾补气为要。色黄体重，若鲫鱼而小者良。醋浸炒，或面裹煨。

香附

一名莎草根。宣，调气，解郁。

气香味辛能散，微苦能降，微甘能和，乃血中气药，通行十二经、八脉气分，主一切气，利三焦，解六郁。治多怒多忧，痰饮积聚，痞满腹胀，霍乱吐泻，痈疽疮疡，吐血便血，崩中带下，月候不调，诸种气痛，胎产百病。苦燥而能耗血散气。产金华者良。生则上行胸膈，外达皮肤；熟则下走肝肾，旁彻腰膝。童便浸炒，盐水浸炒，则入血分；青盐炒则入肾；酒浸炒则行经络；醋浸炒则消积聚，且敛其散；蜜水炒，制其燥性；姜汁炒，则化痰饮；炒黑，又能止血。忌铁。

木香

宣，行气。

辛苦而温，三焦气分之药，能升降诸气，泄肺气，疏肝气，和脾气。治一切气痛，中气不省，耳卒聋闭，呕逆反胃，霍乱泻痢后重；杀鬼物，御瘴雾，去腋臭，健胃宽中，醒脾消食，开郁安胎。香燥而偏于阳，肺虚而热，血枯而燥者，慎勿与之。番舶上来，形如枯骨，味苦粘舌者良，名青木香，磨汁用。东垣用黄连制。亦有蒸用、面裹煨用者，畏火。

砂仁

即缩砂蔤。宣，行气，调中。

辛温香窜，和胃醒脾，快气调中，通行结滞。治腹痛痞胀，霍乱转筋，噎膈呕吐，上气咳嗽，奔豚崩带，赤白泻痢；祛痰逐冷，消食醒酒，止痛安胎，散咽喉口齿浮热，化铜铁骨哽。辛窜性燥，血虚火炎者，勿用。胎妇多服耗气，必致难产。出岭南。炒，去衣，研。

白豆蔻

宣，行气，暖胃。

辛热。流行三焦，温暖脾胃，而为肺家本药，散滞气，消酒积，除寒燥湿，化食宽膨。治脾虚疟疾，感寒腹痛，吐逆反胃，白睛翳膜。太阳经目眦红筋，火升作呕，因热腹痛，气虚诸证，咸宜禁之。番舶者良。去衣，微焙，研细。

草豆蔻

闽产，名草蔻。燥湿，祛寒。

辛温香散。暖胃健脾，燥湿祛寒。治寒客胃痛，霍乱泻痢，噎膈反胃，痞满吐酸；解口臭，酒毒，鱼肉毒。辛燥犯血忌，阴不足者远之。形如龙眼而微长，皮黄白，薄而棱峭，仁如砂仁，辛香气和。去膜，微炒香，同细辛末含之，去口臭。

草果

滇、广所产，名草果。除痰，截疟。

辛热。破气除痰，消食化积。治瘴疠寒疟。若疟不由于岚瘴，气不实，邪不盛者，并忌。形如诃子，皮黑厚而棱密，子粗而辛臭。面裹煨熟，取仁用。忌铁。

肉豆蔻

一名肉果。温中，涩肠。

辛温气香。理脾暖胃，下气调中，逐冷除痰，消食解酒，辟鬼杀虫。治积冷，心腹胀痛，中恶吐沫，小儿吐逆，乳食不下；又能涩大肠，止虚泻冷痢。病人有火，泻痢初起，皆不宜服。出岭南，似草蔻，外有绉纹，内有斑纹。糯米粉裹，或面裹，煨熟，须去油净。忌铁。

破故纸

一名补骨脂。燥，补命火。

辛苦大温。入心包、命门，补相火以通君火，暖丹田，壮元阳，缩小便。治虚寒喘嗽，腰膝酸痛，肾冷精流，火虚泄泻，妇人血气堕胎。阴虚有热，大便闭结者戒之。出南番者色赤，岭南者色绿。酒浸蒸用，亦有童便、乳浸，盐水炒者。得胡桃、胡麻良。恶甘草。

益智子

燥脾胃，补心气命门。

辛热。本脾药，兼入心肾，主君相二火，补心气、命门之不足，能涩精固气；又能开发郁结，使气宣通，温中进食，摄唾涎，缩小便。治客寒犯胃，冷气腹痛，呕吐泄泻，泄精崩带。血燥有热，因热而崩带遗浊者，不可误入也。出岭南，形如枣核。取仁，盐水炒。

蛇床子

补肾命，去风湿。

辛苦而温。强阳补肾，散寒祛风，燥湿杀虫。治阴痿囊湿，女子阴痛阴痒，子藏虚寒，产门不闭，肾命之病，腰酸体痹，带下脱肛；及顽癣恶疮，风湿诸病。煎汤浴，止风痒。肾火易动者勿食。似小茴而细，微炒杀毒则不辣。恶丹皮、贝母、巴豆。

荜茇

燥，除胃冷，散浮热。

辛热。除胃冷，祛痰消食下气。治水泻气痢，虚冷肠鸣，冷痰恶心，疝癖阴疝。辛散阳明之浮热，治头痛，牙痛，鼻渊。古方用此甚少，以其耗散真气，动脾肺之火，且损目耳。出南番、岭南。亦有类椹子而长，青色。去梃，醋浸一宿，焙干，刮去皮粟子净，免伤人肺。

良姜

宣，燥，暖胃，散寒。

辛热。暖胃散寒，消食醒酒。治胃脘冷痛，岚瘴疟疾，霍乱泻痢吐恶，噎膈冷癖。虚人须与参、术同行，若单用、多用，恐犯冲和之气矣。出岭南高州。东壁土拌炒用。红豆蔻，即良姜子，温肺散寒，醒脾燥湿，消食解酒。禁忌、制用同上。

藿香

宣，去恶气。

辛甘微温。入手足太阴，快气和中，开胃止呕，去恶气，进饮食。治霍乱吐泻，心腹绞痛，上中二焦邪滞。阴虚火旺，及胃热、胃虚作呕者，戒用。出交、广，方茎有节，叶微似茄叶。古唯用叶，今枝梗亦用，因叶多伪也。

白芷

宣，发表，祛风，燥湿。

色白味辛，行手阳明庚金；性温气厚，行足阳明戊土；芳香上达，入手太阴辛金。故主治不离三经，通窍发汗，除湿散风。治头目昏痛，眉棱骨痛，牙痛鼻渊，目痒泪出，面𪾣瘢疵，皮肤燥痒，三经风热之病；及血崩血闭，肠风痔瘘，痈疽疮疡，三经湿热之病；活血排脓，生肌止痛，解砒毒，蛇伤；又治产后伤风，诸种头痛。燥能耗血，散能损气，有虚火者勿用。痈疽已溃，宜渐减去。色白气香者佳。不香者，名水白芷，不堪用。微焙。当归为使。恶旋复花。

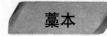

藁本

宣，去风寒湿。

辛温雄壮，为太阳经风药。寒郁本经，头痛连脑者，必用之。治督脉为病，脊强而厥。又能下行去湿。治妇人疝瘕，阴寒肿痛，腹中急痛，胃风泄泻，粉刺酒齄。按：头痛挟内热，及伤寒发于春夏，阳证头痛，不宜进也。根紫色，似芎劳而轻虚，气香，味麻。恶茼茹。

香薷

宣通，利湿，消暑，退热。

辛散皮肤之蒸热，温解心腹之凝结，属金水而主肺，为清暑之主药，肺气清则小便行而热降。治呕逆水肿，脚气口气；单服，治霍乱转筋。香薷乃夏月解表之品，无表邪者戒之。陈者良。宜冷服。

荆芥

一名假苏。轻宣，发表，祛风，理血。

辛苦而温，芳香而散，入肝经气分，兼行血分，其性升浮，能发汗，散风湿，利咽喉，清头目。治伤寒头痛，中风口噤，身强项直，口面㖞斜，目中黑花。其气温散，能助脾消食，通利血脉，治气衄肠风，崩中血痢，产风血晕，瘰疬疮肿，清热散瘀，破结解毒。为风病血病，疮家圣药。今人但遇风证，概用荆、防，此流气散之相沿耳。不知唯风在皮里膜外者宜之，若风入骨肉者，须防风，不得混用。连穗用。治血，炒黑用。反鱼蟹、河豚、驴肉。

紫苏

宣，发表，散寒。

味辛，入气分，利肺下气，定喘安胎；色紫，兼入血分，和血止痛；性温，发汗解肌，祛风散寒；气香，开胃益脾宽中，利大小肠，又解鱼蟹毒。气虚、表虚者禁之。气香者良。宜橘皮。忌鲤鱼。苏子，开郁降气，消痰利膈，温中宽肠，润心肺，止喘咳。肠滑气虚者禁之。炒，研。苏梗，顺气安胎，功力稍缓。挟虚者宜之。

鸡苏

一名水苏，一名龙脑薄荷。轻，散热，理血。

辛而微温。清肺下气，理血辟恶，消谷。治头风目眩，肺痿血痢，吐衄崩淋，喉腥口臭，邪热诸病。辛烈之物，走散真气，虚者宜慎。方茎中虚，似苏叶而微长，密齿面皱。

薄荷

轻，宣散风热。

辛能散，凉能清，升浮能发汗，搜肝气而抑肺盛，疏逆和中，宣滞解郁，消散风热，清利头目。治头痛头风，中风失音，痰嗽口气，语涩舌苔，眼耳、咽喉、口齿诸病，皮肤瘾疹疮疥，惊热骨蒸；消宿食，止血痢，通关节，定霍乱，猫咬蛇伤。辛香伐气，多服损肺伤心，虚者远之。苏州所莳者，茎小而气芳，最佳；江西者稍粗，次之；四川者更粗，又次之。野生者，茎叶气味都相似。入药，以苏产者为胜。

甘松香

宣，理气，醒脾。

辛甘温。芳香理诸气，开脾郁。治风疳齿䘌，脚气膝浮，卒然心腹痛满。味虽带甘，毕竟辛香伐气，挟虚者忌之。出松州、凉州、辽州等处，叶细如茅草，用根。

山柰

俗作三柰。宣，温中，辟恶。

辛温。暖中，辟瘴疠恶气。治心腹冷痛，寒湿霍乱，风虫牙疼。辛香伐气，甚于甘松香，不宜轻服。产拂林国，今广中亦栽之，根叶皆如生姜。与甘松、良姜俱入合诸香用。

奶酣草

宣，温中，辟恶。

辛温芳香。暖中辟恶，去臭气，止霍乱吐泻。忌同上。尖叶大如指甲，有枝梗，夏月开细紫花成簇，结子亦细。今人俱盆内种之，妇女摘其头以插发。

茉莉花

辛热。主治，蒸油取液，作面脂，头泽长发，润燥香肌。亦入茗汤，以其无毒也。根，辛热有毒，主治，以酒磨一寸，服则昏迷，一日乃醒；二寸，二日；三寸，三日。凡跌损、骨节脱臼，接骨者用此，则不知痛也。茉莉，原出波斯，移植南海，今中华俱栽莳之，台湾所栽者最佳，福州者次之，赣州者又次之。

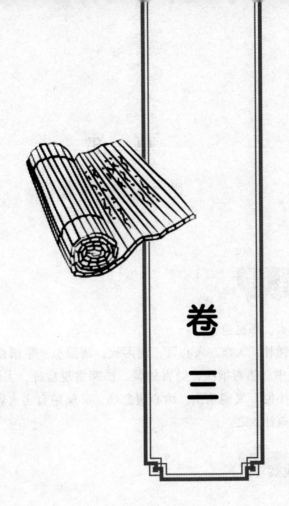

卷
三

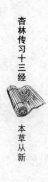

草 部

隰草类六十五种

生地黄

大泻火，平血逆。

味苦微甘，大寒。入心肾，泻丙火，清燥金，平诸血逆，消瘀通经。治吐衄崩中，热毒痢疾，肠胃如焚，伤寒瘟疫痘证，大渴引饮，折跌绝筋，利大小便。又能杀虫。治心腹急痛，必燥结有实火者，方可用。生，掘鲜者，捣汁饮之。

干地黄

养阴，凉血。

苦甘而寒，沉阴而降，入手足少阴、厥阴，及手太阳经。养阴退阳，凉血生血。治血虚发热，常觉饥馁，五心烦热，痿痹惊悸，倦怠嗜卧，胸膈痞闷，吐衄尿血，血晕崩中，调经安胎，利大小便。性寒而润，脾虚泄泻，胃虚食少，均在禁例。以怀庆肥大而短，糯体细皮，菊花心者佳。用沉水者，浮者不用。恶贝母，畏芜荑。忌莱菔、葱、蒜、铜铁器。得门冬、丹皮、当归良。

熟地黄

平补肝肾，养血，滋阴。

甘而微温。入足三阴经，滋肾水，封填骨髓，利血脉，补益真阴，聪耳明目，黑发乌须；又能补脾阴，止久泻。治劳伤风痹，阴亏发热，干咳痰嗽，气短喘促，胃中空虚觉馁，痘证血虚无脓，病后胫股酸痛，产后脐腹急疼，感证阴亏，无汗便闭；诸种动血，一切肝肾阴亏，虚损百病，为壮水之主药。气郁之人，能窒碍胸膈，用宜斟酌。作熟地黄法：拣取肥地黄沉水者数十斤，洗去沙土，略晒干；别以拣下瘦小者数十斤，捣绞取汁，投石器中，浸漉令浃，入柳木甑，放瓦锅上蒸一日，晒几日，令极干，又蒸又晒，如是九次。锅内倘有淋下地黄余汁，亦必拌晒，使汁尽而干。其地黄光黑如漆，味甘如饴，须瓷器收之，以其脂柔喜润也。

鳢肠

即旱莲草，又名金陵草。补肾。

甘酸而寒。汁黑补肾，黑发乌须，赤痢变粪，止血固齿。功善益血凉血，纯阴之质，不益脾胃，若不同姜汁、椒红相兼修服者，恐腹痛作泻。苗如旋复，实似莲房，断之有汁，须臾而黑。熬膏良。

麦门冬

润肺，清心，泻热。

味甘，微苦微寒。润肺清心，泻热除烦，化痰行水，生津止嗽。治呕吐，痿躄，客热虚劳，暑伤元气，脉绝短气，肺痿吐脓，血热妄行，经枯乳闭，明目悦颜。性寒而润，虚寒泄泻者，勿用。肥白而大者佳。去心。入滋补药，酒润，或拌米炒黄。地黄、车前为使。恶款冬、苦参、青箱、木耳。忌鲫鱼。熬膏良。

甘菊花

宣，祛风热，补肺肾，明目。

甘苦微寒。备受四气，饱经霜露，得金水之精，能益肺肾二脏，以制心火而平肝木，木平则风息，火降则热除，故能养目血，去翳膜。治目泪头眩，散湿痹游风。家园所种，杭产者良。有黄、白二种，单瓣味甘者入药。点茶、酿酒、作枕俱佳。枸杞子、地骨皮为使。菊青叶，救垂危疗毒。

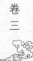

谷精草

轻，明目。

辛温轻浮。功善明目退翳，兼治头风喉痹，牙疼疥痒。田中收谷后多有之，田低而谷为水腐，得谷之余气结成。

草决明

一名青葙子。泻肝，明目。

味苦微寒。除风热，治一切目疾，虫疥恶疮。能动阳火，瞳子散大者勿服。类鸡冠而穗尖长。

决明子

泻肝，明目。

甘苦咸平。祛风热。治青盲内障，翳膜遮睛，赤肿眶烂，泪出羞明。状如马蹄。以能明目，故名。捣碎煎。叶作菜食，利五脏，明目。

木贼草

轻，发汗，退目翳。

甘苦而平。治目疾，迎风流泪，翳膜遮睛；去节者，能发汗。中空而轻，有升散火郁风湿之功。多服损肝。

麻黄

轻，发汗。

辛苦而温。入足太阳，兼走手少阴、阳明，而为肺家专药。能发汗解表，去营中寒邪，疏通气血，利九窍，开毛孔。治伤寒头痛，恶寒无汗，温疟，咳逆上气，痰哮气喘，皮肉不仁，水肿风肿。唯冬月在表，真有寒邪者宜之。若非冬月，或无寒邪，或寒邪在里，或伤风等证，虽发热恶寒，不头疼身疼而拘急，六脉不浮紧者，皆不可用。虽可汗之证，亦不宜过剂。发汗用茎，去节，煮十余沸，掠去浮沫；或用醋汤略泡，晒干；亦有用蜜水炒者。止汗用根、节。厚朴、白薇为使。恶辛夷、石膏。

刺蒺藜

疏肝，泻肺。

辛苦而温。散肝风而泻肺气，胜湿破血，催生堕胎，通乳闭，消癥瘕。细审其质性，不过泄气破血之品，古方俱用以补肾，何也？产同州府。去刺，酒拌蒸。

沙苑蒺藜

补肾，固精。

苦温。补肾强阴，益精明目。治虚劳腰痛，遗精带下，痔漏阴癀。性能固精，若阳道数举，媾精难出者，勿服。出潼关，状如肾子，带绿色。炒用。

茺蔚

即益母草。通，行瘀血，生新血。

味辛，微苦微寒。入手足厥阴，消水行血，去瘀生新，调经解毒。治血风血晕，血痛血淋，胎漏产难，崩中带下，消疔肿乳痈，通二便。其性辛散滑利，全无补益，勿以其有"益母"之名而滥用之。瞳神散大者尤忌。茺蔚子，调经明目，活血顺气逐风。治心烦头痛，胎产崩带，令人有子。虽曰行中有补，终是滑利之品，非血滞、血热者勿与。瞳神散大，均在忌例。微炒。忌铁。

夏枯草

散结，消瘿，明目。

辛苦微寒。缓肝火，解内热，散结气。治瘰疬鼠瘘，瘿瘤癥坚，乳痈乳岩，目珠夜痛。久用亦伤胃家。

青蒿

泻热，理劳，清暑。

苦寒。得春木少阳之令最早，故入少阳、厥阴血分。治劳瘦骨蒸，蓐劳虚热，久疟久痢，虚烦盗汗，风毒热黄，瘑疥恶疮，鬼气尸疰，明目，清暑，辟秽。凡苦寒药，多与胃家不利，惟青蒿芬芳袭脾，宜于血虚有热之人，以其不犯冲和之气尔。寒而泄泻者，仍当避之。使子勿使叶，使根勿使茎。熬膏良。

连翘

轻，宣，散结，泻火。

味苦微寒，而性升浮。其形似心，故入手少阴、厥阴而泻火，兼除手足少阳、手阳明经湿热，散诸经血凝气聚，利水通经，杀虫止痛，消肿排脓，为十二经疮家圣药。苦寒之物，多饵即减食。痈疽溃后，勿服。

紫花地丁

泻热，解毒。

辛苦而寒。治痈疽发背，疔疮瘰疬，无名肿毒。叶似柳而细，夏开紫花，结角，生平地者起茎，生沟壑者起蔓。

漏芦

泻热，解毒。

苦下泄，咸软坚，寒胜热。入胃、大肠，通肺、小肠。散热解毒，通经下乳，排脓止血，生肌杀虫。治遗精尿血，痈疽发背。出闽中，茎如油麻，枯黑如漆者真。甘草拌蒸。连翘为使。

恶实

一名牛蒡子，一名鼠粘子。泻热，解毒。

辛苦而寒。泻热，散结，除风，宣肺气，清咽喉，理痰嗽。治痘证，消斑疹，利二便，行十二经，散诸肿疮疡之毒，利腰膝凝滞之气。性冷而滑，惟血热便闭者宜之，否则禁用。痘证，虚寒泄泻者，切勿妄投。实如葡萄而褐色。酒拌蒸，待有霜，拭去用。根苦寒，竹刀刮净，绞汁，蜜和服，治中风，汗出乃愈。捣和猪脂，贴疮肿及反花疮。

大小蓟

泻，凉血，破血。

甘苦凉。皆能破血退热，治吐衄肠痈。小蓟力微，能破瘀生新，不能如大蓟之消痈毒。两蓟相似，花如髻，大蓟茎高而叶皱，小蓟茎低而叶不皱，皆用根。

马鞭

泻，破血，消胀，杀虫。

味苦微寒。破血通经，杀虫消胀。治气血癥瘕，下部蜃疮阴肿，发背痈疽，杨梅毒气，专以驱逐为长。疮证久而虚者，斟酌用之。下地甚多，春月生苗，方茎，叶似益母，对生，夏秋开细紫花，作穗如车前穗，其子如蓬蒿子而细，根白而小。用苗、叶。

刘寄奴

泻，破血，止血。

苦温。破血通经，除癥下胀，止金疮血。多服令人吐利。一茎直上，叶尖长糙涩；花白蕊黄，如小菊花；有白絮，如苦荬絮；子细长，亦似苦荬子。茎、叶、花、子皆可用。

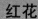
红花

古名红蓝花。通，行血，润燥。

辛苦甘温。入肝经而破瘀血，活血润燥，消肿止痛。治经闭便难，胎死腹中，产后血晕口噤，喉痹不通，痘疮血滞。过用，能使血行不止而毙。酒喷，微焙。胭脂活血，解痘毒，敷痘疔。子，功与花同。叶，捣涂游肿。

王不留行

通，行血。

甘苦而平。其性行而不住，能走血分，通血脉，乃阳明、冲任之药。除风去痹，止血定痛，利便通经，催生下乳。治金疮，痈疮疔疮，出竹木刺。失血后、崩漏家及孕妇并忌之。花如铃铎，实如灯笼，子壳五棱。取苗、子蒸，浆水浸。

瞿麦

通，利水，破血。

苦寒。降心火，利小肠，逐膀胱邪热，为治淋要药；破血利窍，决痈消肿，明目去翳，通经堕胎。小肠虚者忌服，恐心热未除，而小肠复病矣，当求其属以衰之。花大如钱，红白斑斓，色甚妖媚，俗呼洛阳花。用蕊、壳。丹皮为使。恶螵蛸。

萹蓄

一名扁竹。通淋，杀虫。

苦平。利小便，治黄疸热淋；杀诸虫，治蛔蛟腹痛，女子阴蚀，疥疮诸疾。叶细如竹，弱茎蔓引，促节有粉，三月开红花。

车前子

通，利水，清肺肝。

甘寒。清肺肝风热，渗膀胱湿热，开水窍以固精窍，令人有子。治湿痹五淋，暑湿泻痢，目赤障翳，催生下胎。阳气下陷，肾气虚脱，勿服。入滋补药，酒蒸，捣饼；入利水泄泻药，炒，研。车前草，甘寒，凉血去热，通淋明目。使叶，勿使茎、蕊。

灯芯

轻，通，利水，清心。

甘淡微寒。降心火，清肺热，利小肠，通气，止血。治五淋水肿。烧灰，吹喉痹。涂乳，止夜啼。擦癣最良。中寒，小便不禁者，勿服。

地肤子

通，利水。

甘苦而寒。入膀胱，除虚热，利小便而通淋。治癞疝，散恶疮。叶作浴汤，去皮肤风热丹肿；洗眼，除雀盲涩痛。叶如蒿，茎赤，子类蚕砂。恶螵蛸。

冬葵子

通，润肠，利窍。

甘寒淡滑。润燥利窍，通营卫，行津液，利二便，消水肿，通关格，下乳，滑胎。秋葵复种，经冬至春作子者，名冬葵子。根、叶同功。春葵子亦滑，不堪入药。蜀葵花，赤者治赤带，白者治白带，赤者治血燥，白者治气燥，亦治血淋关格，皆取其寒润滑利之功。

海金沙

通淋，泻湿热。

甘寒淡渗。除小肠、膀胱血分湿热。治肿满，五淋茎痛。得栀子、牙硝、蓬砂，治伤寒热狂。唯热在太阳经血分者宜之。产黔中及河南，收曝日中，小干，以纸衬之，以杖击之，有细砂落纸上，且曝且击，以尽为度。茎细如线，引竹木上，叶纹皱处有砂，黄赤色。忌火。

茵陈

通，利湿热，治诸黄。

苦燥湿，寒胜热，入足太阳经。发汗利水，以泄太阴、阳明之湿热，为治黄疸之君药。又治伤寒时疾，狂热瘴疟，头痛头旋，女人瘕疝。按：黄疸须分阴黄、阳黄，阳黄宜茵陈，阴黄宜温补，若用茵陈，多致不救。

葶苈子

大泻气闭；通，行水。

辛苦大寒。性急，大能下气，行膀胱水。肺中水气贲急者，非此不能除。破积聚癥结，伏留热气，消肿除痰，止嗽定喘，通经利便。性峻，不可混服，有甜、苦二种，甜者力稍缓，更宜大枣辅之。子如黍米微长，色黄。糯米微炒，去米，或酒拌炒。榆皮为使。

大青

泻心胃热毒。

苦咸大寒。解心胃热毒。治伤寒时疾热狂，阳毒发斑，黄疸热痢，丹毒喉痹。非心胃热毒，勿用。处处有之，高二三尺，茎圆叶长，叶对节生；八月开小红花，成簇；实大如椒，色赤。用茎、叶。

青黛

泻肝，散郁火。

咸寒。色青泻肝，散五脏郁火，解中下焦蓄蕴风热。治伤寒发斑，血痢咯血，小儿惊痫疳热，丹热，敷痈疮、蛇犬毒。性凉，中寒者勿使；即阴虚而有热者，亦不宜用。真者从波斯国来，不可得也。今用干靛花取娇碧者，每斤淘取一两，亦佳。

芦根

泻热，止呕。

甘和胃，寒降火。治呕哕反胃，客热消渴，伤寒烦热，止小便数。芦笋能解鱼蟹、河豚毒。反胃呕吐，由于寒者，勿用。取逆水肥厚者，去须、节。

豨莶草

宣，去风湿。

苦辛，生寒，熟温。治缠绵风气，四肢麻痹，筋骨冷痛，腰膝无力，风湿疮疡，长于理风湿。毕竟是燥血之品，恃之为补，非是。江东人呼猪为豨，其草似猪莶臭，故名。以五月五日、六月六日、七月七日采者尤佳，去粗茎，留枝、叶、花、实，酒拌蒸晒九次，蜜丸；捣汁熬膏，以生地、甘草煎膏、炼蜜三味收之，酒调尤妙。

旋覆花

一名金沸草。泻，下气，消痰。

苦辛，能下气行水；咸能软坚；微温，能通血脉。入肺、大肠经，消痰结坚痞，唾如胶漆，噫气不除，大腹水肿，风气湿痹。走散之药，冷利大肠，虚人禁之。根治风湿，叶治疔疮肿毒，傅金疮。类金钱菊。去皮、蒂、蕊、壳，蒸用。入煎剂，须用绢包好。

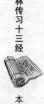
紫菀

润肺，下气。

辛温润肺，苦温下气，化痰止渴。治寒热结气，咳逆上气，咳吐脓血，肺经虚热，小儿惊痫，能开喉痹，取恶涎，又能通利小肠。辛散性滑，暂用之品，阴虚肺热者，不宜专用、多用，须地黄、麦冬共之。根作节，紫色润软者良。白者名女菀。去头、须，蜜水浸焙。款冬为使。恶天雄、瞿麦、藁本、远志，畏茵陈。

款冬花

润肺，化痰，止嗽。

辛温润肺，消痰除烦，定惊明目。治咳逆上气喘喝，喉痹，肺痿肺痈，咳吐脓血，为治嗽要药。十一二月开花如黄菊，微见花未舒者良。拣净花，甘草水浸一宿，曝用。得紫菀良。杏仁为使。恶皂角、元参、硝石，畏辛夷、青葙、麻黄、连翘、贝母。

牛膝

通下行，补肝肾，散恶血。

苦酸而平。足厥阴、少阴经药，能引诸药下行。酒蒸，甘酸而温，益肝肾，强筋骨。治腰膝骨痛，足痿筋挛，阴痿，久疟。生用，散恶血，破癥结，治心腹诸痛，淋痛尿血，经闭产难，喉痹齿痛，痈肿恶疮，金疮伤折，出竹木刺。有升无降，用以为导，甚妙。主用皆在肾肝下部，上焦药中勿入。梦遗滑精，血崩不止，及气虚下陷，因而腿膝肿痛者，大忌。出怀庆府，长大肥润者良。下行，生用；入滋补药，酒浸蒸。恶鳖甲，畏白前。忌牛肉。

续断

补肝肾，理筋骨。

苦辛微温。补肝肾，通血脉，理筋骨，主劳伤，暖子宫，缩小便，止遗泄，破瘀血。治腰痛胎漏，崩带，肠风血痢，痈痔肿毒；又主金疮折跌，止痛生肌。女科、外科需为上剂。川产良，状如鸡脚，皮黄皱，节节断者真。去向里硬筋，酒浸。地黄为使。恶雷丸。

葫芦巴

燥，补肾命，除寒湿。

苦温纯阳。入右肾命门，暖丹田，壮元阳。治肾脏虚冷，阳气不能归元，瘕疝冷气，寒湿脚气。相火炽盛，阴血亏少者禁之。出岭南，番舶者良。云是番莱菔子。淘净，酒浸曝，或蒸或炒。

艾叶

宣，理气血；燥，逐寒热。

苦辛，生温，熟热。纯阳之性，能回垂绝之元阳，通十二经，走三阴，理气血，逐寒湿，暖子宫，止诸血，温中开郁，调经安胎。治吐衄崩带，腹痛冷痢，血痢，霍乱转筋，杀蛔治癣。以之灸火，能透诸经而除百病。纯阳香燥，凡血燥生热者，禁与灸火；亦大伤阴血，虚者宜慎。陈久者良，揉捣如绵，谓之熟艾，灸火用；妇人丸散，醋煮，捣饼，再为末用；煎服，宜鲜者。醋、香附为使。

木棉

《纲目》作木绵，俗呼棉花。

甘温，治血崩、金疮。籽油，辛热微毒，治恶疮疥癣，燃灯损目。有草、木二种。

鸡冠花

甘凉。治痔漏下血，赤白下痢，崩中，赤白带下。籽，治肠风泻血，赤白痢，崩中带下。苗，治疮痔及血病。以花状命名。

元宝草

补阴。

辛寒补阴。治吐血衄血。生江浙田塍间，一茎直上，叶对节生，如元宝向上，或三四层，或五六层。

雪里青

泻热。

苦大寒。治咽喉急闭。一名过冬青。生田塍间，如天名精而小，叶布地生，无枝梗，四时不凋，雪天开小白花。

万年青

泻热。

甘苦寒。治咽喉急闭。一名千年蒀。籽可催生。

白米饭草

一名糯米饭草。润，补肺。

甘平。润燥补肺，和中益胃。治劳伤肺气，吐血咳嗽。又名喇喇草。用花尤良。

淡竹叶

通，利水。

甘淡寒。利小便，有走无守。孕妇禁服。春生，苗高数寸，细茎，绿叶，俨如竹，秋结小长穗。

薏实

补中气。

味苦酸平。益气充肌，明目，聪慧先知；久服，不饥不老。叶，治痞疾。

箬

通肺气。

甘寒。利肺气，治诸血证，通小便，疗喉痹，消痈肿，愈目疾。

芭蕉根

泻热，解毒。

甘大寒。治一切肿毒发背欲死，赤游风疹，风热头痛，产后血胀，消渴饮水，天行热狂，血淋涩痛，疮口不合。

苎麻根

通，治血淋。

甘寒。治小便不通，痰哮咳嗽，肛门肿痛，脱肛不收，疗血淋。

萱草

通，去湿热。

甘凉。煮食，治小便赤涩，去烦热，利湿热，除酒疸；作菹，利胸膈，安五脏，令人欢乐忘忧，轻身明目；根，治沙淋，下水气，除酒疸，吹乳乳痈肿痛。

石龙芮

补阴，润燥。

苦平。补阴气不足。治失精茎冷，令人皮肤光泽，有子，逐诸风，利关节，止烦渴，明耳目。用子。叶，甘微辛，苦涩寒，除心下烦热，主寒热鼠瘘，瘰疬生疮，结核聚气，下瘀血，止霍乱，解诸毒。

狗尾草

疣目贯发，以茎穿之，即干灭。凡赤眼，拳毛倒睫者，翻转目睑，以一二茎蘸水，戛去恶血，甚良。一名莠，又名光明草。

败酱

通，破血，解毒。

苦平。解毒排脓。治痈肿，破凝血，疗产后诸病。一名苦菜。用根、苗。

薇衔

通，祛风，解毒。

苦平。治风湿痹，历节痛，惊痫贼风，鼠瘘痈肿。一名麋衔，一名鹿衔。

蠡实

即马兰子。燥。治寒疝冷积。

甘温。治小腹疝痛，腹内冷积，水痢诸病。

石龙刍

即龙须草。通淋。

苦微寒。治小便淋闭，茎中热痛。败席，主治略同。取弥败有垢者方尺，煮汁服。

酸浆

即灯笼草。通，清湿热。

苦寒。除热利湿，清肺化痰，除烦满，通小便。治上气咳嗽，敷小儿闪癖。根、茎、花、叶俱可用。子，酸平，与根、茎、花、叶同功。

鼠曲草

即佛耳草。救荒。

甘平。除痰止嗽。杂米粉，作糗食甜美，荒年当粮最佳。

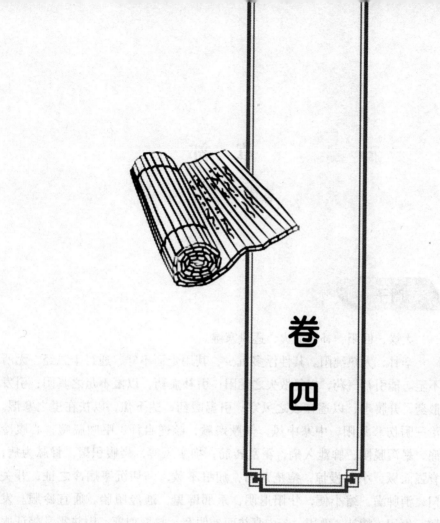

卷
四

草 部

毒草类三十种

附子

大燥，回阳，补肾命火，逐风寒湿。

辛甘，大热纯阳。其性浮多沉少，其用走而不守，通行十二经，无所不至。能引补气药，以复散失之元阳；引补血药，以滋不足之真阴；引发散药，开腠理，以逐在表之风寒；引温暖药，达下焦，以祛在里之寒湿。治三阴伤寒戴阳，中寒中风，气厥痰厥，咳逆自汗，呕哕膈噎，心腹冷痛，暴泻脱阳，脾泄久痢，霍乱转筋，拘挛风痹，癥瘕积聚，督脉为病，脊强而厥，小儿慢惊，痘疮灰白，痈疽不敛，一切沉寒痼冷之证；开关门，消肿满，缩小便，壮阳退阴，杀邪辟鬼，通经堕胎。通宜冷服。发散，生用；峻补，熟用。若内真热而外假寒，热厥似寒，因热霍乱等证服之，祸不旋踵；阴虚者，亦不可加入滋阴药中常服。

从前附子皆野生，所产甚罕，价值甚高，而力甚大。近今俱是种者，出产多，而价值贱，力甚薄；土人以盐腌之，愈减其力。陕西出者，名西附；四川出者，名川附。川产为胜。川附体松而外皮多细块，西附体坚而外皮光洁。以皮黑体圆，底平八角，顶大者良。

修治法：煎极浓甘草水，将附子泡浸，剥去皮、脐，切作四块，再浓煎甘草汤，泡浸令透，然后切片，慢火炒黄而干，放泥地上，出火毒。

畏人参、黄芪、甘草、防风、犀角、绿豆、童便。反贝母、半夏、栝蒌、白芨、白蔹。中其毒者，黄连、犀角、甘草煎汤解之，或用黄土水澄清亦可解。附生者，为附子。

乌头，大燥祛风，功同附子而稍缓。附子性重峻，回阳逐寒；乌头性轻疏，温脾逐风。寒疾宜附子，风疾宜乌头。即附子之母。

乌附尖，吐风痰，治癫痫，取其锐气直达病所。

天雄，补下焦肾命阳虚，治风寒湿痹，为风家主药。发汗，又能止阴汗。细长者，为天雄。

侧子，散侧旁生，宜于发散四肢，充达皮毛。治手足风湿诸痹。连生者，为侧子。

草乌头

大燥，开顽痰。

辛苦大热。搜风胜湿，开顽痰，治顽疮，以毒攻毒，颇胜川乌。然至毒，无所酿制，不可轻投。野生，状类川乌，故亦名乌喙。姜汁炒，或豆腐煮。

白附子

燥，祛风湿，治面疾。

辛甘，大热纯阳。阳明经药，能引药势上行。治面上百病，祛风痰。治心痛血痹，诸风冷气，中风失音，阴下湿痒。燥毒之品，似中风证，虽有痰，亦禁用。小儿慢惊，勿服。根如草乌之小者，皱纹有节，炮用。

天南星

燥湿；宣，祛风痰。

味辛而苦，能治风散血；气温而燥，能胜湿除痰；性紧而毒，能攻积拔肿。为肝脾肺三经之药。治惊痫风眩，身强口噤，喉痹舌疮，结核疝瘕，痈毒疥癣，蛇虫咬毒，破结下气，利水堕胎，性更烈于半夏。按：南星治风痰，半夏治湿痰，功用虽类而实殊也。非西北人真中风者，勿服。阴虚燥痰，大忌。根似半夏而大，看如虎掌，故一名虎掌。以矾汤或皂角汁浸三昼夜，曝用；或酒浸一宿，蒸熟，竹刀切开，以不麻为度；或姜渣、黄泥和包，煨熟用。造曲法：以姜汁、矾汤和南星末，作饼，楮叶包，待生黄衣，日干。造胆星法：腊月，取黄牛胆汁，和南星末，纳入胆中，风干，年久者弥佳。畏附子、干姜、防风。

半夏

燥湿痰；宣，通阴阳。

辛温。体滑性燥，能走能散。和胃健脾，除湿化痰，发表开郁，下逆气，止烦呕，发声音，救暴卒；又能行水气，以润肾燥，利二便，止咽痛。治咳逆头眩，痰厥头痛，眉棱骨痛，胁痛胸胀，伤寒寒热，痰疟不眠，反胃吐食，散痞除瘿，消肿止汗，为治湿痰之主药。主治最多，莫非脾湿之证。苟无湿者，均在禁例。古人半夏有三禁，谓血家、渴家、汗家也。若非脾湿，且有肺燥，误服半夏，悔不可追。孕妇服之，能损胎。圆白而大，陈久者良。浸七日，逐日换水，沥去涎，切片，姜汁拌炒。柴胡、射干为使。畏生姜、秦皮、龟甲、雄黄。忌羊血、海藻、饴糖。恶皂角，反乌头。

韩飞霞造曲十法：

一姜汁浸造，名生姜曲。治浅近诸痰。

一矾水煮透，兼姜和造，名矾曲。矾最能却水，治清水痰。

一煮皂角汁炼膏，和半夏末为曲，或加南星，或稍加麝香，名皂角曲。治风痰，开经络。

一用白芥子，等分或三分之一，竹沥和成，略加曲和，名竹沥曲。治皮里膜外结核隐显之痰。

一麻油浸半夏三五日，炒干为末，曲糊造成，油以润燥，名麻油曲。治虚热劳咳之痰。

一用腊月黄牛胆汁，略加熟蜜和造，名牛胆曲。治癫痫风痰。

一用香附、苍术、抚芎，等分，熬膏，和半夏末，作曲，名开郁曲。治郁痰。

一用芒硝，居半夏十分之三，煮透，为末，煎大黄膏和成，名硝黄曲。治中风卒厥，伤寒宜下，由于痰者。

一用海粉、雄黄，居半夏之半，为末，炼蜜和造，名海粉曲。治积痰沉痼。

一用黄牛肉煎汁炼膏，即霞天膏，和半夏末为曲，名霞天曲。治沉痼痰。

以上并照造曲法，草罨七日，待生黄衣，悬挂风处，愈久愈佳。

常山

宣，吐痰，截疟；通，行水。

辛苦而寒。能引吐行水，祛老痰积饮，截诸疟，必效。性猛烈，施之藿食者，多效；若肉食之人，稍稍挟虚，不可轻入。鸡骨者良。烧酒浸一宿，炒透用。栝蒌为使。忌葱、茗。蜀漆，功用略同。甘草水拌蒸。

藜芦

宣，引吐。

辛寒至苦。司蛊毒与喉痹，能杀虫，理疥癣。入口即吐，善通顶，令人嚏，风痫证多用之，服之令人烦闷吐逆，大损津液，虚者慎之。取根，去头。用黄连为使。反细辛、芍药、诸参，恶大黄，畏葱白。

大戟

寒，通，泻脏腑水湿。

苦能直泄，专泻脏腑水湿，兼善逐血；辛能横散，故发汗消痈；寒能通二便闭。治十二种水，腹满急痛，积聚癥瘕，颈腋痈肿，风毒脚肿，通经堕胎，泻火逐痰。阴寒善走，大损真气，非元气壮实，水湿伏留，不可浪施。杭产紫者为上，北产白者伤人。浆水煮软，去骨，得大枣良。赤小豆为使。恶山药，畏菖蒲，反甘草。

甘遂

寒，通，泻经隧水湿。

苦寒。能泻肾经及隧道水湿，直达水气所结之处，以攻决为用，为下水之圣药，主十二种水，大腹肿满，疝瘕积聚，痞热宿食，痰迷癫痫。去水极神，损真极速，大实大水，可暂用之，否则宜禁。皮赤肉黑，根作连珠，重实者良。面裹煨熟用。瓜蒂为使。恶远志，反甘草。

商陆

通，行水。

苦寒。沉阴下行，与大戟、甘遂同功。疗水肿胀满，疝瘕痈肿，喉痹不通，利二便，泻蛊毒，敷恶疮，堕胎孕。肿胀因脾虚者多，若误用之，一时虽效，未几再作，决不能救。取白花之根，铜刀刮去皮，水浸一宿，黑豆拌蒸，得蒜良。

芫花

大通，行水。

苦温。去水饮痰癖，疗五水在五脏，皮肤胀满，喘急，痛引胸胁，咳嗽瘴疟。毒性至紧，取效最捷。稍涉虚者服之，多致夭折。叶似柳，二月开花紫碧色，叶生花落，陈久者良。好醋煮过，晒干。反甘草。根，疗疥。

续随子

一名千金子。泻，行水，破血，解毒。

辛温。行水破血。治冷气胀满，癥瘕痰饮，血结月闭，蛊毒鬼疰，利大小肠，下恶滞物，涂疥癣疮，攻击猛挚。肿胀、月闭等证，各有成病之由，当求其本，不可概施。脾虚便滑者，服之必死。去壳，取色白者，研细，纸包，压去油。

牵牛

大泻气分湿热。

辛热。属火，善走入肺经，泻气分湿热，达右肾命门，走精隧，通下焦郁遏，及大肠风秘、气秘，利大小便，逐水消痰，杀虫坠胎。治水肿喘满，疝癖气块。凡气虚及湿热在血分者大忌。有黑、白二种，黑者力速。取子，淘去浮者，舂去皮，酒蒸，研细。得木香、干姜良。

蓖麻子

泻，通窍，拔毒，出有形滞物。

辛甘热。性善收，亦善走，能开通诸窍经络，治风气头痛，口眼㖞斜，鼻室耳聋，喉痹舌胀；能出有形滞物，治针刺入肉，竹木骨哽；能消肿追脓拔毒，敷瘰疬恶疮，一切肿毒。气味颇近巴豆，内服不可轻率。形如牛蜱，黄褐有斑。盐水煮，去皮，研，或用油。忌铁。

贯众

泻热，解毒。

味苦微寒。能解邪热之毒。治崩淋带下，产后血气胀痛，金疮鼻血，破癥瘕，发斑痘，化骨哽，杀诸虫。有毒而能解毒，去瘀而能生新。别名管仲，岂音相类耶？抑为其有杂霸之气耶？根似狗脊而大。汁能制三黄，化五金，伏钟乳，结砂，制汞，解毒，软坚。

射干

泻火，解毒，散血，消痰。

苦寒。能泻实火，火降则血散肿消，而痰结自解，故能消心脾老血。行太阴、厥阴之积痰，治喉痹咽痛为要药，消结核瘰疬，便毒疝母；通经闭，利大肠，镇肝明目。唯实火者宜之，虚则大戒。扁竹花根也。泔水浸一日，篁竹叶煮半日。

蚤休

一名重楼金线。

味苦微寒。专理痈疽，除虫蛇毒，兼疗惊痫。苦寒之品，中病即止，不宜多用。

玉簪

一名白鹤仙。解毒。

辛甘而寒。捣汁服，解一切毒，下骨哽，涂痈肿。凡服者不可着牙，损齿极速。

大黄

大泻血分实热，下有形积滞。

大苦大寒。入足太阴、手足阳明、厥阴血分，其性沉而不浮，其用走而不守，若酒浸亦能引至至高之分。用以荡涤肠胃，下燥结而除瘀热。治伤寒时疾，发热谵语，温热瘴疟，下痢赤白，腹痛里急，黄疸水肿，癥瘕积聚，留饮宿食，心腹痞满，二便不通，吐血衄血，血闭，损伤积血，一切实热，血中伏火，行水除痰，蚀脓消肿，能推陈致新，峻利猛烈，长驱直捣。苟非血分热结，六脉沉实者，切勿轻与推荡。黄芩为使。

蒿茹

泻，破血。

辛寒。蚀恶肉，排脓血，杀疥虫，除热痹，破癥瘕。根如莱菔，皮黄肉白，叶长微阔，折之有汁，结实如豆，一颗三粒。甘草为使。

天名精

一名地松，一名活鹿草，一名虾蟆蓝。泻热，吐痰，破血，解毒。

辛甘而寒。能破血，能止血，吐痰除热，解毒杀虫。治乳蛾喉痹，砂淋血淋，小儿牙关紧闭，急慢惊风。服汁，吐疟痰；漱汁，止牙痛；捣敷蛇虫螫毒。根名杜牛膝，功用相同，色白如短牛膝。地黄为使。鹤虱，苦辛，杀五脏虫，治蛔蛟腹痛。即天名精子，最黏人衣，有狐气，炒熟则香。

山慈姑

泻热，解毒。

甘微辛而寒。功专清热散结。治痈疮疔肿，瘰疬结核，解诸毒蛊毒，蛇虫、狂犬伤。根类慈姑、小蒜，去毛壳。

茵芋

宣，去风湿。

辛苦微温。治风湿拘挛痹痛。茎赤，叶似石榴而短厚。炙用。

莽草

宣，去风湿。

辛苦而温。治头风痈肿，乳痈疝瘕。取叶细锉，以生甘草、水蓼二味同盛，入生稀绢袋，曝干。

仙茅

燥，补肾命。

辛热。助命火，益阳道，明耳目，补虚劳。治失溺无子，心腹冷气不能食，腰脚冷痹不能行。专于补火，唯精寒者宜之，火炽者有偏绝之虞。叶如茅而略阔，根如小指，黄白多涎。竹刀去皮，切，糯米泔浸一宿，去赤汁，则毒出。忌铁。

菜耳

一名苍耳，即《诗》卷耳。轻，发汗，散风湿。

甘苦而温。善发汗，散风湿，上通脑顶，下行足膝，外达皮肤。治头痛目暗，齿痛鼻渊，肢挛痹痛，瘰疬疮疥，遍身瘙痒。散气耗血，虚人勿服。去刺，酒蒸。忌猪肉。

木鳖子

泻，外用治疮。

味苦微甘。利大肠，治泻痢痔积，瘰疬疮痔，乳痈蚌毒。消肿追毒，生肌除黯，专入外科。核扁如鳖，绿色。

凤仙子

一名急性子。泻，软坚。

微苦而温。治产难积块，噎膈骨哽，透骨通窍。缘其透骨，最能损齿，与玉簪根同，凡服者不可着齿。多用亦戟人咽。花，甘温而滑，活血消积，治腰胁引痛不可忍，又治蛇伤。根、叶，苦甘辛，散血通经，软坚透骨，治杖扑肿痛，误吞铜铁。

土连翘

宣，行血。

苦温。治风寒湿痹，历节肿胀，扑损疼痛。大损新血，无瘀勿用。

烟

宣，辟秽，杀虫。

辛温。宣阳气，行经络。治山岚瘴气，寒湿阴邪，辟秽杀虫。其气入口顷刻而周一身，令人通体俱快，用以代酒代茗，终身不厌。然火气熏灼，耗血损年，卫生者宜远之。闽中产者最佳。

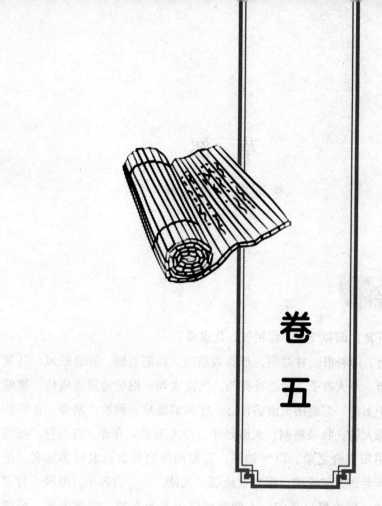

卷
五

草 部

蔓草类二十八种

何首乌

补益肝肾，调和气血，涩精气，化虚痰。

苦坚肾，温补肝，甘益阴，涩收敛精气。强筋益髓，养血祛风，乌须发，强阳事，令人有子，为滋补良药。气血太和，则劳瘦风虚疮痔，瘰疬痈肿，腹中宿疾，恶血痿黄诸病自已。疗久痢恶疟，调胎产崩带，止破伤出血。年深大者，收采精制，久服延年，令人不老。有赤、白二种，夜则藤交，有阴阳交合之象。以大如拳，五瓣而嫩润者良；老硬多筋者，不用。三百年者，大如栲栳，服之成地仙。凡使，赤、白各半，泔浸，竹刀刮皮，切片，用大黑豆拌匀，入柳甑砂锅上九蒸九晒。茯苓为使。忌诸血、无鳞鱼、葱、蒜、莱菔、铁器。

菟丝子

温补三阴。

甘辛而温。凝正阳之气，入足三阴，强阴益精，温而不燥。治五劳七伤，溺有余沥，寒精自出，口苦燥渴，寒血为积；祛风明目，止泻进食，补卫气，助筋脉，益气力，肥健人，为调元上品。肾家多火，强阳不痿，大便燥结者，忌之。无根，蔓延草上，子如黍粒。得酒良。拣去杂子，酒淘净，去土，晒干，放瓷器内，勿使出气。入煎剂，再微焙，研破；若入丸，须另磨细末。古人因难于磨细，酒浸一宿，煮令吐丝，捣成饼，烘干再研，则末易细。然酒浸稍久，往往味变酸臭，全失冲和馨香之味，每多无效。今市中菟丝饼，俱将麦面打入，气味全乖，断不可用。山药为使。

覆盆子

温，补肝肾；涩，缩小便。

甘酸而温。益肾脏而固精，补肝虚而明目，起阳痿，缩小便，续绝伤，美颜色，乌须发，女子多孕。同蜜为膏，治肺气虚寒。性固涩，小便不利者勿服。去蒂，淘净，捣饼，用时酒拌蒸。叶绞汁，滴目中，出目眩虫，除肤赤，收湿止泪。

五味子

补肺肾，涩精气。

性温，五味俱备。益气生津，补虚明目，涩精强阴，退热敛汗，止呕住泻，宁嗽定喘，除烦渴，消水肿，解酒毒，收耗散之气，瞳子散大。按：五味乃要药，人多不敢用者，寇氏虚热之说误之尔。唯风邪在表，痧疹初发，一切停饮，肺家有实热者，皆当禁之。北产紫黑者良。入滋补药，每粒铜刀切作两片，蜜、酒拌蒸，晒干，焙，临用再研碎；入劳嗽药，捶碎核，生用。南产色红而枯。若风寒在肺，宜南者。苁蓉为使。恶葳蕤。熬膏良。

天门冬

泻肺火，补肾水，润燥。

甘苦大寒。入手太阴气分，清金降火，益水之上源，下通足少阴肾。滋阴润燥，杀虫消痰，泽肌肤，利二便。治肺痿肺痈，吐脓吐血，痰嗽喘促，嗌干消渴，足下热痛，虚劳骨蒸，一切阴虚有火诸证。性寒而滑，脾胃虚而泄泻恶食者，大非所宜。取肥大明亮者，去心、皮，酒蒸，熬膏良。地黄、贝母为使。恶鲤鱼。

百部

温肺，治寒嗽，杀虫。

甘苦微温。能润肺温肺。治寒嗽、暴嗽、久嗽，杀蛔、蛲、蝇、虱、一切树木蛀虫；疗骨蒸传尸，疳积疥癣。能伤胃滑肠，脾胃虚人须与补气药并行。根多队成百，故名。取肥实者，竹刀劈去心、皮，酒浸，焙。

马兜铃

泻肺，下气。

体轻而虚，熟则四开，象肺，故入肺，寒能清肺热，苦辛能降肺气。治痰嗽喘促，血痔瘘疮，肺、大肠经热，亦可吐蛊。根名土青木香，涂诸毒热肿。肺虚挟寒者，畏之如螫。实如铃，去筋膜，用子。

栝蒌仁

俗作瓜蒌。泻火，润肺，滑肠，止血，治热痰。

甘补肺，苦寒润下，能清上焦之火，使痰气下降，为治嗽要药。又能荡涤胸中郁热垢腻，生津止渴，清咽利肠，通乳消肿。治结胸胸痹，酒黄热痢，二便不通。炒香，酒服，止一切血。寒胃滑肠，胃虚食少，脾虚泄泻，勿投。实圆长如熟柿，子扁多脂，去油。枸杞为使。畏牛膝、干漆，恶干姜，反乌头。

天花粉

泻火，润燥，治热痰。

酸能生津，甘不伤胃，微苦微寒，降火润燥，滑痰解渴，生肌排脓消肿，行水通经，止小便利。治热狂时疾，胃热疸黄，口燥唇干，肿毒发背，乳痈疮痔。脾胃虚寒者，均宜戒用。即栝蒌根。澄粉食，大宜虚热人。畏、恶同栝蒌。

王瓜

即土瓜根。泻热；通，利水，行血。

苦寒。泻热利水。治天行热疾，黄疸消渴，便数带下，月闭瘀血，利大小肠，排脓消肿，下乳堕胎。唯实热壅滞者宜之，稍稍挟虚，切勿妄投。根如栝蒌之小者，味如山药。根、子通用。

白蔹

泻火，散结。

苦能泄，辛能散，甘能缓中，寒能除热，杀火毒，散结气，生肌止痛。治痈疽疮肿，面上疱疮，金疮扑损。敛疮方多用之，搽冻耳。赤蔹，功用皆同。蔓赤，枝有五叶，根如卵而长，三五枚同窠，皮乌肉白。反乌头。

山豆根

泻热，解毒。

苦寒。泻心火以保肺金，去肺、大肠之风热，消肿止痛。治喉痈喉风，龈肿齿痛，含之咽汁，喘满热咳，腹痛下痢，五痔诸疮，解诸药毒，敷秃疮，蛇、狗、蜘蛛伤，疗人马急黄。大苦大寒，脾胃所恶，食少而泻者，切勿沾唇。苗蔓如豆，经冬不凋。

金银花

除热，解毒。

甘平。除热解毒，补虚疗风，养血止渴，除痢宽膨。治痈疽疥癣，杨梅恶疮，肠澼血痢，五种尸疰。禀春气以生，性极中和，故无禁忌。其藤、叶，名忍冬。干者不及生者力速，酿酒、代茶、熬膏并妙，须多用乃效。

蔷薇根

泻湿热。

苦涩而冷。入胃、大肠经，除风热湿热，生肌杀虫。治泄痢消渴，牙痛口糜，遗溺好眠，痈疽疮癣。子名营实，酸温，主治略同。花有黄、白、红、紫数色，以黄心白色粉红者入药。

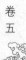

土茯苓

通，祛湿热。

甘淡而平。祛湿热以利筋骨，利小便以止泄泻。治筋骨拘挛，杨梅疮毒，瘰疬疮肿。淡渗伤阴，肝肾阴亏者勿服。大如鸭子，连缀而生，俗名冷饭团，有赤、白二种，白者良。可煮食，亦可生啖。忌茶。

萆薢

通，祛风湿。

甘苦性平。入足阳明、厥阴，祛风去湿，以固下焦，以坚筋骨。治风寒湿痹，腰痛久冷，关节老血，膀胱宿水，阴痿失溺，茎痛遗浊，痔瘘恶疮。阴虚火炽，溺有余沥，及无湿而肾虚腰痛者，皆禁。有黄、白二种，黄长硬，白虚软，白者良。薏苡仁为使。畏大黄、柴胡、前胡。忌茗、醋。

防己

通，行水，泻下焦血分湿热。

大辛苦寒。太阳经药，能行十二经，通腠理，利九窍，泻下焦血分湿热，为疗风水之要药。主治膀胱火邪，热气诸痫，湿疟脚气，水肿风肿，痈肿恶疮。性险而健，阴虚及湿热在上焦气分者禁用。出汉中。根大而虚，通心有花纹，色黄，名汉防己；黑点，黄腥，木强者，名木防己，不佳。酒洗。恶细辛，畏萆薢、女菀、咸卤。

木通

古名通草。轻，通，行水，泻心、小肠火。

辛甘淡平。轻虚，上通心包，降心火，清肺热，化津液，下通大小肠、膀胱，导诸湿热由小便出，通利九窍、血脉、关节。治胸中烦热，遍身拘痛，大渴引饮，淋沥不通，耳聋，泄肾火，通窍，目眩，口燥舌干，喉痹咽痛，鼻齆失音，脾热好眠。除烦退热，止痛排脓，破血催生，行经下乳。精滑气弱，内无湿热及妊娠者，均忌。色白而梗细者佳。藤有细孔，两头皆通。

通草

古名通脱木。轻，通，利水，退热。

色白气寒，体轻味淡。气寒则降，故入肺经，引热下行而利小便；味淡则升，故入胃经，通气上达而下乳汁。治五淋水肿，目昏耳聋，鼻塞失音，退热催生。中寒者勿服。

天仙藤

通，活血，消肿。

苦温。疏气活血。治风劳腹痛，妊娠水肿。叶似葛，圆而小，有白毛，根有须，四时不凋。

葛根

轻，宣，解肌，升阳，散火。

辛甘性平。轻扬升发，入阳明经，能鼓胃气上行，生津止渴；兼入脾经，开腠发汗，解肌退热，为治清气下陷泄泻之圣药。疗伤寒中风，阳明头痛，血痢温疟，肠风痘疹；又能起阴气，散郁火，解酒毒，利二便，杀百药毒。上盛下虚之人，虽有脾胃病，亦不宜服。即当用者，亦宜少用，多则反伤胃气，以其升散太过也。生葛汁，大寒，解温病大热，吐衄诸血。

茜草

通，行血。

色赤入营，气温行滞，味酸走肝，而咸走血，入厥阴血分，能行血止血，消瘀通经。治风痹黄疸，崩晕扑损，痔瘘疮疖。无瘀滞者，忌投。一名藘茹，一名血见愁。根可染绛。忌铁。

紫葳花

一名凌霄花。泻血热，破血瘀。

甘酸而寒。入厥阴血分，能去血中伏火，破血去瘀。主产乳余疾，崩带癥瘕，肠结血闭淋闭，风痒，血热生风之证，女科多用之。破血之药，走而不守，虚人避之，孕妇尤忌。花开五瓣，黄赤有点。不可近鼻闻，伤脑。畏咸卤。

威灵仙

宣，行气，祛风。

辛泄气，咸泄水，气温属木。其性善走，能宣疏五脏，通行十二经络。治中风痛风，头风顽痹，癥瘕积聚，痰水宿脓，黄疸浮肿，大小肠秘，风湿痰气，一切冷痛。性极快利，积疴不痊者，服之有捷效。治诸骨哽，颇验。大走真气，耗人血，不得已而后用之可也。根丛须数百条，长者二尺余，色深黑，俗名铁脚威灵仙。忌茶茗、面。

钩藤钩

宣，除风热，定惊。

甘微苦寒。除心热，平肝风，舒筋除眩，下气宽中。治大人头旋目眩，小儿惊啼瘛疭，客忤胎风，发斑疹。主肝风相火之病，风静火息，则诸证自平。祛肝风而不燥，庶几中和，故小儿科珍之。但性稍寒，无火者勿服。有刺类钓钩，故名。藤细多钩者良。久煎则无力。

使君子

杀虫，消积。

甘温。杀虫消积。治五疳便浊，泻痢疮癣，为小儿诸病要药。无虫积者，勿食。出闽、蜀。五瓣有棱，内仁如榧。亦可煨食。久则油黑，不可用。忌饮热茶，犯之作泻。

旋花

一名旋蕾。补阴，续筋。
甘辛温。补劳损，益精气，续筋骨。即鼓子花。

雀梅叶

泻热，解毒。
酸寒。治乳痈，便毒，有奇功。一名爵梅。叶如蔷薇叶，生细梅，如小豆大。

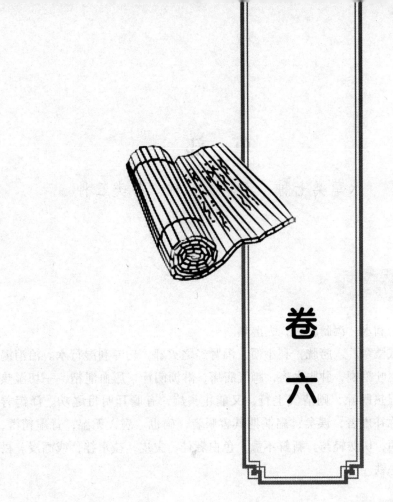

卷

六

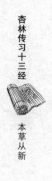
草 部

水草类七种　　石草类六种　　苔类三种

泽泻

通，利水，泻膀胱火，去湿热。

甘咸微寒。入膀胱，利小便，泻肾经之火邪，功专利湿行水。治消渴痰饮，呕吐泻痢，肿胀水痞，脚气疝痛，淋沥阴汗，尿血泄精，一切湿热之病。湿热既除，则清气上行，又能止头旋，有聪耳明目之功。泽泻善泻，古称补虚者，误矣；扁鹊谓其害眼者，确也。病人无湿，肾虚精滑，目虚不明，切勿轻与。新鲜不蠹，色白者佳。去皮，盐水拌，或酒浸。畏文蛤。忌铁。

石菖蒲

宣，通窍。

辛苦而温，芳香而散。开心孔，利九窍，明耳目，发声音，去湿除风，逐痰消积，开胃宽中，疗噤口毒痢，风痹惊痫，崩带胎漏，消肿止痛，解毒杀虫。香燥而散，阴血不足者禁之，精滑汗多者尤忌。生水石间，不沾土，根瘦节密，一寸九节者良。去毛，微炒。秦艽为使。恶麻黄。忌饴糖、羊肉、铁器。

蒲黄

生，滑，行血；炒，涩，止血。

甘平。厥阴血分药，生用性滑，行血消瘀，通经脉，利小便，祛心腹膀胱之热，疗扑打损伤，疮疖诸肿；炒黑性涩，止一切血，崩带泄精。无瘀者，勿服。香蒲花中蕊屑。汤成入药。

水萍

宣，发汗，祛风；通，行水。

辛寒。轻浮入肺经，发汗祛风，利水消肿。非大实大热，不可轻试。七月采紫背浮萍，拣净，以竹筛摊晒，下置水一盆映之，则易干。

海藻

泻热，软坚痰，消瘿瘤。

苦能泄结，咸能软坚，寒能涤热。消瘰疬、结核、癥瘕、阴㿗之坚聚，及痰饮、脚气、水肿、痈肿之湿热，去宿食，消五膈。脾寒有湿者勿服。产胶州，有大叶、马尾二种，亦作海菜食。洗去咸水。反甘草。海带，下水消瘿，功同海藻。似海藻而粗，柔韧而长。昆布，功同海藻而少滑，性雄。治瘿瘤水肿，阴㿗隔噎，顽痰积聚。性更雄于海藻，多服令人瘦削。出登、莱者，搓如绳索；出闽、越者，大叶如菜。略洗去咸味。

以上水草类。

石斛

平胃气，除虚热。

甘淡微咸微寒。平胃气，除虚热，安神定惊。疗风痹脚弱，自汗发热，囊湿余沥。长于清胃除热，惟胃肾有虚热者宜之，虚而无火者不得混用。光泽如金钗，股短中实，味甘者良。长虚，味苦者，名木斛，服之损人。去头、根，酒浸。恶巴豆，畏僵蚕。细锉水浸，熬膏更良。

骨碎补

一名猴姜。坚肾，行血，治折伤。

苦坚肾，故治耳鸣，及肾虚久泻，牙疼；温行血，补伤折，疗骨痿。《经疏》云：勿与风燥药同用。根似姜而扁长。铜刀刮去黄赤毛，细切，蜜拌，蒸晒。

石苇

通淋。

苦甘微寒。清肺金以滋化源，通膀胱而利水道。治崩淋发背。《别录》谓其"补五脏，益精气"，亦止清热利湿之功，非真有补性也。无湿热者勿与。生石阴处，柔韧如皮，用须拭去背上黄毛，微炙。杏仁、滑石、射干为使。得菖蒲良。生古瓦上者，名瓦苇，治淋亦佳。

金星草

一名凤尾草，一名七星草。泻热，解毒。

苦冷。解毒消肿，专理外科恶疮。初起阳毒未溃，沿颈瘰疬，发背痈疽，或锉煮酒煎，或研末酒吞，或煎汁洗，或捣烂敷，并建神效。并解丹石毒。若非阳毒及金石发毒，不可服。根捣，真麻油涂头，大生毛发。

景天

一名慎火草。泻热，解毒。

苦酸而寒。纯阴之品，独入离宫，专清热毒，疗诸种火丹，一切游风，捣敷蛇咬。中寒者服之，有大害。

地锦

一名血见愁。宣，散血，止血。

辛平。通流血脉，能散血止血。治金刃扑损出血，血痢，下血崩中，女子阴疝血结，及痈肿恶疮。非血滞、血瘀，勿用。

以上石草类。

海苔

软坚。

咸寒。消瘿瘤结气。

卷柏

生用破血，炙用止血。

生用，辛平，破血通经，治癥瘕淋结；炙用，辛温，止血，治肠风脱肛。生石上，卷挛如鸡足，俗名万年松。盐水煮半日，井水煮半日，焙。

马勃

轻，解热，外用敷疮。

辛平，轻虚。清肺解热，散血止嗽。治喉痹咽痛，鼻衄失音。外用敷诸疮，良。生湿地朽木上，状如肺肝，紫色虚软，弹之粉出，取粉。

以上苔类。

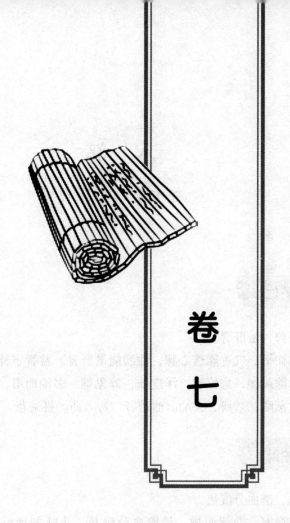

卷七

木 部

香木类二十五种

柏子仁

补心脾，滋肝肾。

辛甘而平。气香能透心脾，性润能滋肝肾。益智宁神，聪耳明目，养血止汗，除风湿，愈惊痫，泽皮肤，辟鬼魅。多油而滑，作泻者禁与，多痰亦忌。蒸晒，炒研，去油。油透者，勿入药。畏菊花。

侧柏叶

凉血，清血分湿热。

味苦微寒，性涩而燥。最清血分湿热，止吐衄崩淋，肠风尿血，血痢，一切血证；去风湿诸痹，历节风痛；涂汤火伤，生肌杀虫；炙罨冻疮。汁，乌须发。丹溪以为补阴要药，然终属苦寒燥涩之品，唯血分有湿热者，以此清之为宜；若真阴虚者，非所宜也。柏有数种，唯根上发枝数茎，蒙茸茂密，名千头柏，又名佛手柏者为真。或炒，或生用。桂、牡蛎为使。恶菊花。宜酒。

松脂

一名松香，一名沥青。燥湿，祛风。

苦甘温燥。祛风去湿，化毒生肌止痛，熬膏而贴；崩中恶疮牙疼，研末而尝。感太阳之气而生，燥可去湿，甘能除热，故外科取用极多。性温而燥，血虚者勿服。水煮百沸，白滑方可用。松节，苦温而燥，治骨节间之风湿。燥性过于松脂，血虚尤忌。杵碎，浸酒良。松毛，苦温，可生毛发，宜敷冻疮及风湿诸疮。忌同松脂。切细用。松花，甘温，润心肺，益气，止血除风，亦可酿酒；善掺诸痘疮伤损，并湿烂不痂。多食，发上焦热病。

杉材

即杉木。宣散肿胀。

辛温开发。除心腹胀满，脚气肿痛，散风毒，去恶气，洗毒疮、漆疮。稍挟虚者，忌用。其木不生白蚁。烧灰，最发火药。

肉桂

大燥，补命门火，平肝，通血脉，引火归元。

辛甘大热，有小毒。气厚纯阳，入肝肾血分，补命门相火之不足，益阳消阴。治痼冷沉寒，下焦腹痛，奔豚疝瘕；疏痛百脉，宣导百药；能抑肝风，而扶脾土，疗虚寒恶食，湿盛泄泻；引无根之火，降而归元，从治咳逆结气，目赤肿痛，格阳喉痹，上热下寒等证；通经，催生，堕胎。交趾桂，最佳；其次，蒙自桂可用，距交趾不甚远；其次，安南桂、东京桂亦可用。姚桂、浔桂、紫荆桂，用之不能治病；洋桂、云南桂皆大有害，万不可用。去粗皮，不见火，须临用切碎，群药煎好方入，煎一二沸即服。得人参、甘草、麦冬良。忌生葱、石脂。

桂心

大燥，补阳，活血。

入心脾血分，能引血化汗化脓，内托痈疽痘疮，消瘀生肌，补虚寒，宣气血，利关节。治风痹癥瘕，噎膈腹满，心腹诸痛。

桂枝

轻，解肌，调营卫。

辛甘而温。气薄升浮，入太阴肺、太阳膀胱经，温经通脉，发汗解

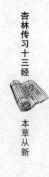

肌。治伤风头痛，伤寒自汗，调和营卫，使邪从汗出而汗自止，亦治手足痛风、胁风。桂性偏阳，阴虚之人，一切血证，不可误投。木犀花，辛温，同百药煎、孩儿茶作膏饼噙，生津，辟臭，化痰，治风虫牙痛；同麻油蒸熟，润发及作面脂。桂叶，捣碎，浸水，洗发，去垢，除风。

辛夷

一名木笔花，一名迎春花。宣，散上焦风热。

辛温轻浮。入肺、胃气分，能助胃中清阳上行，通于头脑，温中解肌，通九窍，利关节。主治鼻渊鼻塞，及头痛面䵟，目眩齿痛，九窍风热之病。辛香走窜，虚人偶感风寒而鼻塞者禁之；头痛属血虚火炽者，服之转甚。去外皮、毛，微焙。芎藭为使。恶石脂，畏菖蒲、石膏、蒲黄、黄连。

沉香

宣，调气；重，暖肾。

辛苦性温。诸木皆浮，而沉香独沉，故能下气而坠痰涎；能降亦能升，故能理诸气而调中；其色黑体阳，故入右肾命门，暖精助阳，行气温中。治心腹疼痛，噤口毒痢，癥癖邪恶，冷风麻痹，气痢气淋，肌肤水肿，大肠虚闭。气虚下陷，阴亏火旺者，切勿沾唇。色黑沉水，油熟者良。香甜者性平，辛辣者性热。入汤剂，磨汁，冲服；入丸散，纸裹，置怀中，待燥，碾之。忌火。

丁香

燥，暖胃，温肾。

辛温纯阳。泄肺温胃，大能疗肾，壮阳事，暖阴户。治胃冷壅胀，呕哕呃逆，痃癖奔豚，腹痛口臭，脑疳齿䘌，痘疮灰白不发。辛热而燥，非属虚寒，概勿施用。雄者颗小，为公丁香；雌者颗大，为母丁香，即鸡舌香。畏郁金。忌火。

白檀香

宣，理气。

辛温。调脾肺，利胸膈。疗噎膈之吐，止心腹之疼，辟鬼杀虫，开胃进食。

紫檀香

重，和血。

咸平。血分之药。和营气，消肿毒，敷金疮，止血定痛。诸香动火耗气，夏月囊香辟臭，尚谓其散真气而开毛孔，况服之乎？痈疽溃后，诸疮脓多，及阴虚火盛，俱不宜用。

降真香

宣，辟恶，止血，生肌。

辛温，辟恶气怪异，疗伤折金疮，止血定痛，消肿生肌。忌同檀香，烧之，能降诸真，故名。

乌药

宣，顺气。

辛温香窜，上入脾肺，下通膀胱与肾，能疏胸腹邪逆之气。一切病之属气者，皆可治。气顺则风散，故用以治中气、中风，膀胱冷气，小便频数白浊，反胃吐食，宿食不消，泻痢霍乱，女人血凝气滞，小儿蚘蛔。外如疮疖疥疠，皆成于血逆，理气亦可治之。疗猫犬百病。气血虚而内热者，勿服。根有车毂纹，形如连珠者良。酒浸一宿，炒，亦有研用者。

乳香

一名熏陆香。宣，活血，舒筋。

苦温。辛香善窜，入心，通行十二经，能去风伸筋，调气活血，托里护心，生肌止痛。治心腹诸痛，口噤耳聋，痈疽疮肿，产难折伤；亦治癫狂，止泄痢。疮疽已溃勿服，脓多勿敷。出诸番，圆大如乳头，明透者良。性黏难研，水飞过，用钵坐热水中，以灯心同研，则易细。

没药

一名末药。宣，散瘀，定痛。

苦平。入十二经，散结气，通滞血，消肿定痛，生肌。治金疮杖疮，恶疮痔漏，翳晕目赤，产后血气痛，破癥堕胎。诸痛不由血瘀，而由血虚，产后恶露去多，腹中虚痛，痈疽已溃，法当咸禁。出诸南番，色赤类琥珀者良。制法同上。

血竭

一名麒麟竭。和血，敛疮。

甘咸平，有小毒。色赤，入血分，散瘀生新，专除血痛。治金疮折跌，疮口不合，止痛生肌，善收疮口，却能引脓。性急，不可多用。无瘀积者，忌之。出南番。磨之透甲，烧之有赤汁涌出，久而灰不变本色者真；嚼之不烂，如蜡，为上。须另研作粉，筛过。

枫香脂

即白胶香。宣，调气血。

辛平。活血解毒，止痛生肌。治吐衄咯血，齿痛风疹，痈疽金疮，外科取用甚多。色白微黄，能乱乳香，功亦相近。

安息香

宣，行气血，辟邪恶。

辛香苦平。入心经。研服，行血下气，安神去祟，鬼胎能下，蛊毒可消；烧烟，辟邪逐恶。病非关恶气侵犯者，勿用。辟邪，安息诸邪，故名。或云：安息，国名也。

苏合香

宣，通窍，辟恶。

甘温走窜，通窍开郁，辟一切不正之气，杀精鬼。今人滥用苏合丸，不知诸香走散真气，每见服之，轻病致重，重病即死；唯气体壮实者，庶可暂服一二丸，否则当深戒也。出诸番，合众香之汁煎成，故又名苏合油。形如稠胶，以箸挑起，悬丝不断者真。

龙脑香

一名冰片。宣，通窍，散火。

辛温香窜，善走能散，先入肺，传于心脾而透骨，通诸窍，散郁火，逐鬼邪，聪耳明目，消风化湿。治惊痫痰迷，目赤肤翳，耳聋鼻瘜，喉痹舌出，骨痛齿痛，痘陷产难，三虫五痔。风病在骨髓者宜之，若在血脉、肌肉，辄用脑麝，反引风入骨，如油入面，莫之能出。目不明属虚者，不宜入点。出南番。云是老杉脂，以白如冰，作梅花片者良。

樟脑

宣，通窍，除湿。

辛热香窜，能于水中发火，通关利滞，除湿杀虫。置鞋中，去脚气；熏衣箧，辟蛀虫。以樟木切片，井水煎成。

阿魏

泻，消积，杀虫。

辛平。入脾胃，消肉积，杀细虫，去臭气，解蕈菜、自死牛马肉毒。治心腹冷痛，疟痢，传尸，疳劳，痊蛊。人之血气，闻香则顺，闻臭则逆。虚人虽有痞积，当先养胃气，胃强则坚积渐磨而消矣；不宜用此臭烈，更伤胃气。出西番，木脂熬成，极臭。试取少许，安铜器一宿，沾处

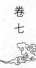

白如银汞者真。用钵研细，热酒器上熄过入药。

芦荟

泻热，杀虫。

大苦大寒。功专清热杀虫，凉肝明目，镇心除烦。治小儿惊痫，敷䘌齿、湿癣；吹鼻，杀脑疳，除鼻痒。脾胃虚者忌投。出波斯国，木脂也。味苦色绿者真。

胡桐泪

泻热，杀虫。

苦能杀虫，咸能入骨软坚，大寒能除热。治咽喉热痛，齿䘌风疳骨槽，结核瘰疬。切勿多服，令吐无休。出凉、肃。乃胡桐脂入土，得斥卤之气结成，如小石片，名石泪，入药最胜；木泪，乃树脂流出者，其状如膏油，不堪用。

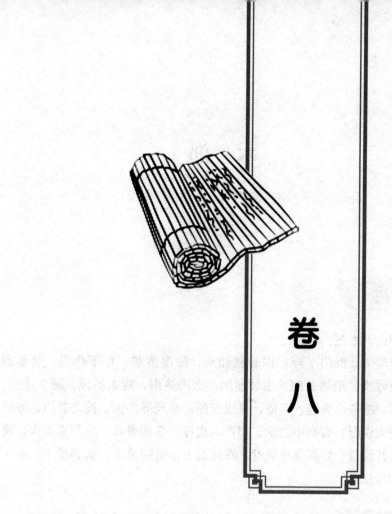

卷八

木 部

乔木类二十四种

黄柏

泻相火，燥湿，清热。

苦寒微辛。沉阴下降，泻膀胱相火，除湿清热，疗下焦虚，骨蒸劳热，诸痿瘫痪，消渴黄疸，水肿便闭，水泻热痢，痔血肠风，漏下赤白，诸疮痛痒，冻疮，头疮，口疮，杀虫安蛔。必尺脉洪大，按之有力，方可用。若虚火误服，有寒中之变。川产，肉厚，色深者良。生用降实火，蜜炙则庶不甚伤胃，炒黑能止崩带，酒制治上，蜜制治中，盐制治下。恶干漆。得知母良。

槐实

即槐角。泻风热，清肝，凉大肠。

苦寒。清肝胆，凉大肠，疏风热。治烦闷风眩，痔血肠风，阴疮湿痒，明目去泪，固齿乌髭，杀虫堕胎。槐性纯阴，虚寒者宜戒；即虚热而非实火，亦勿妄投。去单子及五子者，铜槌捶碎，牛乳拌蒸。槐花，苦凉，功同槐实，凉血，治风热目赤，赤白泄痢，五痔肠风，吐、崩、便、衄诸血。忌同槐实。含蕊而陈久者佳。微炒。

苦楝子

一名金铃子。泻湿热，治疝，杀虫。

苦寒，有小毒。能导小肠、膀胱之热，因引心包相火下行，通利小便，为疝气要药；亦治伤寒热狂，热厥腹痛；疗疮疥，杀三虫。苦寒，止宜于杀虫，脾胃虚寒者大忌。川产良。酒蒸，待皮软，刮去皮，取肉，去核。凡使肉，不使核；使核，不使肉。如使核，捶碎。茴香为使。

秦皮

泻热，治目疾；涩，止痢。

苦寒。色青性涩，以其除肝热而平木，故治目疾，惊痫，风湿诸痹；以其收涩，故治崩带下痢。苦寒清热，是其所长。《纲目》谓其"久服轻身，益精有子"，未必然也。出西土，皮不脱者真。今药客俱以此皮缚北细辛。大戟为使。恶吴茱萸。

樗根白皮

即臭椿根皮。涩肠，燥湿。

苦燥湿，寒胜热，涩收敛，入血分而涩血，去肺胃之陈痰。治湿热为病，泄泻久痢，崩带肠风，梦遗滑精，有断下之功，去疳䘌。苦寒之性，虚寒者禁之；肾家真阴虚者，亦忌，以其徒燥耳；痢疾，积滞未尽者，勿遽用，勉强固涩，必变他证。叶，功用相仿，差不及尔。椿根白皮，主用相仿，力稍逊之。根东引者良。去粗皮，醋炙或蜜炙。忌猪肉、热面。止入丸散，不入汤煎。

棕榈

涩，止血。

苦能泄热，涩可收脱，烧黑能止血。治吐衄崩带，肠风下痢。惟去血过多，滑而不止者宜之；若早服，恐停瘀为害。年久败棕良。与发灰同用，尤佳。烧黑，须存性，不可烧过，窨地上，出火毒。

没石子

一名无食子。涩精，外用染须。

苦温。入肾，涩精固气，强阴助阳，止遗淋，除泄痢，收阴汗，乌须发。性偏止涩，不宜多用、独用。出大食诸番，颗小纹细者佳。拣去虫食成孔者。忌铜铁器。用浆水于砂盆中研，焙干，再研如乌犀色。

诃黎勒

一名诃子。涩肠，敛肺，泻气。

苦温以泄气消痰，酸涩以敛肺收脱。除胀满，下食积，利咽喉，通津液，开音止渴。治冷气腹胀，膈气呕逆，痰嗽喘急，泻痢脱肛，肠风崩带。嗽痢初起者，勿服；虽酸涩，却又泄气，气虚者亦忌；性温，若肺有实热，泻痢因湿热，气喘因火冲者，法咸禁之。从番舶来，岭南亦有。六棱黑色，肉厚者良。酒蒸一伏时，去核，焙。生用清金行气，熟用温胃固肠。核，止咳及痢。

厚朴

泻，下气，散满。

苦降能泻实满，辛温能散湿满，入足太阴、阳明，平胃调中，消痰化食，行结水，破宿血，散风寒，杀脏虫。治反胃呕逆，喘咳泻痢，冷痛霍乱，一切客寒犯胃，湿气侵脾之证。但可施于元气未虚，邪气方盛。若脾胃虚者，切勿沾唇，虽一时未见其害，而清纯冲和之气潜伤默耗矣。孕妇服之，大损胎元。榛树皮也。肉厚紫润，味辛者良。刮去粗皮，切片，姜汁炒。干姜为使。恶泽泻、硝石。忌豆。

皂荚

一名皂角。宣，通窍，搜风。

辛咸而温，有小毒。入肺、大肠，兼入肝经。性极尖利，搜风泄热。吹之导之则通上下关窍，而涌吐痰涎，搐鼻立作喷嚏，治中风口噤，胸痹喉痹；服之则除湿去垢，宣壅导滞，消痰破坚，杀虫下胎，治风湿风癞，痰喘肿满，坚癥囊结；涂之则散肿消毒；煎膏，贴一切痹痛；合苍术焚之，辟瘟疫湿气，济急，颇有神效。稍涉虚者，切勿轻与。孕妇忌之。一种小如猪牙，一种长而枯燥，一种肥厚多脂者良。去皮、子、弦，或蜜炙，酥炙，绞汁，烧灰。柏实为使。恶麦冬，畏人参、苦参。子，去皮，水浸软，煮糖渍食之，治大肠燥结，瘰疬恶疮。

皂荚刺

宣，通窍，溃痈。

辛温。搜风杀虫，功同皂荚，其锋锐直达病所，溃散痈疽。治肿毒妒乳，风疠癣疮，胎衣不下，为痈疽未溃之神药。已溃，勿服。孕妇亦忌。叶，洗风疮。

肥皂荚

泻热毒。

辛温，微毒。除风湿，去垢腻，疗无名肿毒，有奇功。

水杨枝叶

宣，行气血。

苦平，痘疮顶陷，浆滞不起，煎汤浴之。

西河柳叶

一名赤柽柳。宣，解毒。

甘咸而平，消痞解酒，利小便，疗诸风，解诸毒。近又以治瘀疹，热毒不能出外，用为发散。

榆白皮

滑，利窍，下有形滞物。

甘平。滑利，入大小肠、膀胱经，通二便，利诸窍，行经脉，渗湿热，滑胎产，下有形留著之物。治五淋肿满，嗽喘不眠，疗疥癣秃疮，消赤肿妒乳。有赤、白二种，采皮为面，荒年当粮可食。香料用之，粘滑胜于胶漆。去粗皮，取白。

海桐皮

宣，祛风湿。

苦平。入血分，祛风，去湿，杀虫，能行经络，达病所。治风蹙顽痹，腰膝疼痛，疳䘌牙虫，疥癣目赤。腰膝痛非风湿者不宜。出广南。皮白坚韧，作索不烂。

杜仲

补腰膝。

甘温能补，微辛能润。色紫，入肝经气分，润肝燥，补肝虚；子能令母实，故兼补肾。肝充则筋健，肾充则骨强，能使筋骨相著。治腰膝酸痛，阴下湿痒，小便余沥，胎漏胎堕。肾虽虚而火炽者，勿用。产湖、广、湖南者佳。去粗皮，锉，或酥炙，蜜炙，盐、酒炒，姜汁炒断丝用。恶元参。

合欢皮

一名夜合。和调心脾。

甘平。安五脏，和心志，令人欢乐无忧；和血止痛，明目消肿，续筋骨，长肌肉；涂蜘蛛咬，杀虫。不拘入煎，为末，熬膏，外治并妙。得酒良。

芜荑

宣，散风湿；泻，消积，杀虫。

辛散满，苦杀虫，温燥湿化食。祛五脏、皮肤、肢节风湿，心腹积冷，癥痛鳖瘕，痔瘘疮癣，小儿惊疳冷痢，胃中虫痛。脾胃虚者，虽有积，勿概投。形类榆荚，陈久气膻者良。

乌桕木根皮

泻热毒。

苦凉。性沉而降，利水通肠，功胜大戟；疗疔肿，解砒毒，盐蛳痰喘。极能泻下，稍虚者忌。油，涂一切肿毒疮疥。

苏木

泻，行血，祛风。

甘咸辛平。入三阴血分，行血去瘀，宣表里之风。治产后血晕，胀满欲死，血痛血瘕，经闭气壅，痈肿扑伤，排脓止痛。无瘀滞者，忌之。出苏方国，交趾亦有。忌铁。

干漆

泻，破血，消积，杀虫。

辛温毒烈。功专行血杀虫，破年深凝结之积滞瘀血，续筋骨绝伤。血见干漆，即化为水，其能损新血可知，虚人及惯生大疮者戒之，勿为丹溪兼补之说所误。炒令烟尽为度，或烧存性。半夏为使。畏川椒、紫苏、鸡子、蟹。

大风子

燥痰，外用治疮。

辛热有毒。取油，治疮癣疥疠，有杀虫劫毒之功。出南番。子中有仁白色，久则油黄，不用。入丸药，压去油。

巴豆

通，大燥，大泻。

辛而大热大毒。开窍宣滞，去脏腑沉寒，最为斩关夺门之将。破痰癖

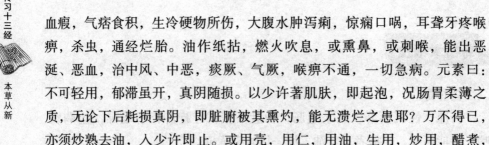
血瘕，气痞食积，生冷硬物所伤，大腹水肿泻痢，惊痫口㖞，耳聋牙疼喉痹，杀虫，通经烂胎。油作纸拈，燃火吹息，或熏鼻，或刺喉，能出恶涎、恶血，治中风、中恶，痰厥、气厥，喉痹不通，一切急病。元素曰：不可轻用，郁滞虽开，真阴随损。以少许著肌肤，即起泡，况肠胃柔薄之质，无论下后耗损真阴，即脏腑被其熏灼，能无溃烂之患耶？万不得已，亦须炒熟去油，入少许即止。或用壳，用仁，用油，生用，炒用，醋煮，烧存性用。去油，名巴豆霜。芫花为使。畏大黄、黄连、凉水，得火良。根皮，治痈疽发背，脑疽鬓疽。

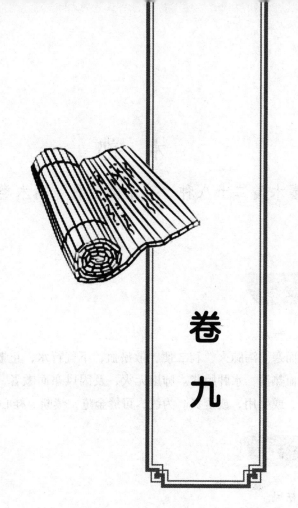

卷
九

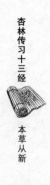
木 部

灌木类二十八种　苞木类四种　寓木类六种

桑皮

泻肺，行水。

甘辛而寒。泻肺火，利二便，散瘀血，下气行水，止嗽清痰。治肺热喘满，唾血热渴，水肿胪胀。肺虚无火，及因风寒而嗽者，勿服。刮去薄皮，取白，或生用，或蜜炙。为线，可缝金疮，续断。桂心为使。忌铁。

干桑枝

宣，祛风。

苦平。通关节，行津液，祛风利水。治风寒湿痹诸痛，水气脚气。

干桑叶

凉血，祛风。

苦甘而凉。滋燥凉血，止血去风，长发明目。代茶，止消渴；末服，止盗汗。用经霜者。

干桑葚

一名文武实。补肝肾。

甘酸而温。色黑入肾而补水，利五脏关节，安魂镇神，聪耳明目，生津止渴，利水消肿，解酒乌须。不可多食，多食致衄。日干，为末，蜜丸良。新鲜桑葚，滤汁，熬膏，入蜜，炼稠，点汤、和酒并妙。入烧酒，经年愈佳。取极熟者。

楮实

一名谷实。泻，软坚。

甘寒而利。消水肿，疗骨哽，明目软坚。水浸，取沉者，酒蒸。皮，甘平，善行水，治水肿气满。叶，甘凉，祛湿热，治老少下痢瘴痫。

枳实、枳壳

泻，破气，行痰。

苦酸微寒。皆能破气，气顺则痰行喘止，痞胀消，刺痛息，后重除。治胸痹结胸，食积五膈，痰癖癥结，呕逆咳嗽，水肿胁胀，泻痢淋闭，痔肿肠风。所主略同，但枳实利胸膈，枳壳宽肠胃；枳实力猛，枳壳力缓为少异。大损真元，胀满因于邪实者可用，若因土虚不能制水，肺虚不能行气，而误用之，则祸不旋踵。气弱脾虚，以致停食痞满，法当补中益气，则食自化，痞自消；若再用此破气，是抱薪救火矣。孕妇虚者尤忌。皮厚而小为枳实，壳薄虚大为枳壳，陈者良。麸炒用。

栀子

泻心肺三焦之火。

苦寒。轻飘象肺，色赤入心，泻心肺之邪热，使之屈曲下行，由小便出，而三焦之郁火以解，热厥心痛以平，吐衄、崩淋、血痢之病以息。治心烦懊侬不眠，五黄，五淋，目赤，紫癜，白疠，疮疡。损胃伐气，虚者忌之；心腹痛不因火者，尤为大戒。世人每用治血，不知血寒则凝，反为败证。内热用仁，表热用皮。生用泻火，炒黑止血，姜汁炒止烦呕。

酸枣仁

补肝胆，敛汗，宁心，醒脾。

甘酸而润。生用酸平，专补肝胆；炒熟酸温而香，亦能醒脾。助阴气，坚筋骨，除烦止渴，敛汗宁心，疗胆虚不眠，酸痹久泻。肝胆二经有实邪热者，勿用。炒香，研。恶防己。

蕤仁

一名白桵。消风，清热，治目。

甘微寒。消风清热，和肝明目，退翳膜赤筋，理眦伤泪出，破心下结痰，除腹中痞气。目病，不缘风热，而因于虚者，勿用。丛生有刺，实如五味，圆扁有纹，紫赤可食。汤浸，取仁，去皮、尖，水煮过，研膏。

山茱萸

补肝肾，涩精气。

酸涩微温，固精秘气，补肾温肝，强阴助阳，安五脏，通九窍，能发汗，暖腰膝，缩小便。治风寒湿痹，鼻塞目黄，耳鸣耳聋。月事过多，强阳不痿，小便不利者，不宜用。去核，陈久者良。恶防己、防风、桔梗。

金樱子

涩精，固肠。

酸涩平。固精秘气，治滑精，泄痢，便数。性涩而不利于气。似榴而小，黄赤有刺。取半黄者，去刺、核，研，或熬膏。

郁李仁

泻气，破血，润燥。

辛苦甘平。性降，下气行水，破血润燥。治水肿癃急，大肠气滞，关格不通。用酒，能入胆，治悸，目张不瞑。下后，令人津液亏损，燥结愈甚，乃治标救急之药，津液不足者慎勿轻投。汤浸，去皮、尖，蜜浸，研如膏。

女贞子

补阴，除火。

甘苦凉。少阴之精，隆冬不凋，益肝肾，安五脏，强腰膝，明耳目，乌须发，补风虚，除百病。纯阴至静之品，唯阴虚有火者宜之，否则腹痛作泻。女贞、冬青，时珍作二种，实一物也。冬至采佳。酒蒸。

五加皮

宣，祛风湿；补，壮筋骨。

辛顺气而化痰，苦坚骨而益精，温祛风而胜湿，逐皮肤之瘀血，疗筋骨之拘挛。治虚羸五缓，阴痿囊湿，女子阴痒，小儿脚弱，明目缩便，愈疮疗疝，酿酒尤良。下部无风寒湿邪而有火，及肝肾虚而有火者，勿服。茎青，节白，花赤，皮黄，根黑，上应五车之精，故名。芬香，五叶者佳。远志为使。恶元参叶。

枸杞子

滋补肝肾而润。

甘微温。滋肝益肾，生精助阳，补虚劳，强筋骨，养营除烦，去风明目，利大小肠。治嗌干消渴。便滑者勿用。南方树止数尺，北方并是大树，以甘州所产，红润少核者佳。酒润，捣。

地骨皮

凉血，除虚热。

甘淡而寒。降肺中伏火，除肝肾虚热，能凉血而治五内烦热，吐血尿血，消渴咳嗽；外治肌热虚汗，上除头风痛，中平胸胁痛，下利大小肠；疗在表无定之风邪，传尸有汗之骨蒸。中寒者勿用。甘草水浸一宿。叶，苦甘而凉，清上焦心肺客热；代茶，止消渴。

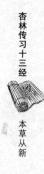
石楠叶

宣，去风，坚肾。

辛苦平，有毒。散风坚肾，利筋骨皮毛，逐诸风，疗风痹脚弱。浸酒饮，治头风；为末，吹鼻，愈小儿通睛。祛风通利，是其所长；补肾之说，未可信也。关中者佳。炙用。五加皮为使。恶小蓟。

蔓荆子

轻，宣，散上部风。

味苦辛平。轻浮升散而搜风，通利九窍。治湿痹拘挛，头痛脑鸣，目痛齿痛，头面风虚之证。头痛、目痛不因风邪，而因血虚有火者，忌之。元素云：胃虚人不可食，恐生痰疾。产南皮县。恶石膏、乌头。

木槿

泻热。

苦凉。活血润燥，治肠风泻血，痢后热渴。作饮服，令人得睡。擦顽癣及虫疮。不宜多服。川产者良。用根皮。

木芙蓉

泻，凉血，解毒。

辛平。性滑涩黏，清肺凉血，散热止痛，消肿排脓。治一切痈疽肿毒，有殊功。用花、叶。

狗骨

即猫儿刺。补阴。

甘微苦凉。益肝肾，生津止渴，祛风。有刺，俗名老鼠刺。

南烛

补阴。

苦酸涩平。强筋益气力，止泄除睡；久服，轻身长年，令人不饥，变白却老。子，酸甘平，强筋骨，益气力，固精驻颜。一名南天烛。

枸橘叶

宣，解毒。

辛温。治下痢脓血后重，喉瘘，消肿导毒。一名臭橘。刺，风虫牙痛，以一合煎汁含之。

山茶花

泻，凉血。

微辛，甘寒。凉血，治吐衄，肠风下血，汤火伤灼。用红者。子，妇人发胝，研末掺之。

密蒙花

润肝，明目。

甘而微寒。润肝燥，治目中赤脉，青盲肤翳，赤肿眵泪，羞明怕日，小儿疳气攻眼。产蜀中，树高丈余，叶冬不凋，其花繁密蒙茸，故名。拣净，酒润，焙。

八角金盘

泻，破瘀。

苦辛温，毒烈。治麻痹风毒，打扑瘀血停积。树高二三尺，叶如臭梧桐而八角，秋开白花细簇。取近根皮用。

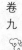

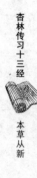

柞木

通，利窍，催生。

苦平。下行利窍，主难产催生。此木坚韧，可为凿柄，故俗名凿子木。横生、逆产，用旧凿柄，多经斧敲，已经卷转者，尤妙。叶，治肿毒痈肿。

荆沥

宣，通经络，消瘀，泻热。

甘平。除风热，化痰涎，开经络，行气血。治中风失音，惊痫痰迷，眩运烦闷，消渴热痢，为去风化痰妙药。气虚食少者切戒。牡荆，俗名黄荆。截取尺余，架砖上，中间火炙，两头承取沥。

以上灌木类。

竹沥

泻火，滑痰，润燥。

甘苦寒滑。清痰降火，治中风口噤，痰迷大热，卒然牙疼，风痉癫狂，自汗烦闷，消渴反胃。寒胃滑肠，有寒湿者勿用。竹类甚多。淡竹，肉薄，节间有粉，多汁而甘，最良；箽竹，坚而节促，皮白如霜；苦竹，本粗大，叶长阔，笋味苦。入药，惟此三种。取竹沥，如取荆沥法。姜汁为使。

竹茹

泻上焦烦热，凉血，通络。

甘而微寒。开胃土之郁，清肺金之燥，凉血除热。治上焦烦热，温气寒热，膈噎呕哕，吐血衄血，肺痿惊痫，崩中胎动。刮去青皮，用第二层。

竹叶

泻上焦烦热。

辛淡甘寒。凉心缓脾，消痰止渴，除上焦风邪烦热，咳逆喘促，呕哕吐血，中风失音，小儿惊痫。

凡用竹沥、竹茹、竹叶，须生长甫及一年者，为嫩而有力。竹根，同叶煎汤，洗妇人子宫下脱。

天竹黄

泻热，豁痰，凉心。

甘而微寒。凉心经，去风热，利窍豁痰，镇肝明目。功同竹沥，而性和缓，无寒滑之患。治大人中风不语，小儿客忤惊痫，为尤宜。久用亦能寒中。出南海。大竹之津气结成，片片如竹节者真。

以上苞木类。

琥珀

通，行水，散瘀，安神。

甘平。以脂入土而成宝，故能通塞以宁心，定魂魄，疗癫邪；色赤，入手少阴、足厥阴血分，故能消瘀血，破癥瘕，生肌肉，合金疮；其味甘淡上行，能使肺气下降而通膀胱，利小便，燥脾土；又能明目磨翳。淡渗伤阴，凡阴虚内热，火炎水亏者，勿服。若血少而小便不利者，服之反致燥急之苦。松脂入土，年久结成，以手心摩热，拾芥者真。以柏子仁入瓦锅同煮半日，捣末。

茯苓

通，行水，宁心，益脾。

甘平。益脾宁心，淡渗利窍除湿；色白入肺，泻热而下通膀胱。治忧恚惊悸，心下结痛，寒热烦满，口焦舌干，咳逆呕哕，膈中痰水，水肿淋沥，泄泻遗精。小便结者能通，多者能止。生津止渴。功专行水伐肾，小便不禁，虚寒精滑，及阴亏而小便不利者，皆勿妄投。松根灵气结成，产云南，色白而坚实者佳。去皮。赤茯苓，白者入肺、膀胱气分，赤者入心、小肠气分。益心脾，白胜；利湿热，赤胜。茯苓皮，专能行水，治水肿肤胀。茯神，主治与茯苓同，而入心之用居多。开心益智，安魂养神，疗心虚惊悸，多恚善忘。即茯苓抱根生者，去皮及中木。茯神心木，疗诸筋挛缩，偏风㖞斜，心掣健忘。二茯俱恶白蔹，畏地榆、秦艽、鳖甲、雄黄。忌醋。

猪苓

通，行水。

苦甘淡平。泄滞利窍，入膀胱、肾经，升而能降，开腠发汗，利湿行水，与茯苓同，而泄较甚。治伤寒瘟疫大热，懊恼消渴，肿胀淋浊，泻痢疟疟。宗奭曰：损肾昏目。洁古云：淡渗燥亡津液，无湿者勿服。多生枫树下，块如猪屎，故名。白而实者良。去皮。

雷丸

泻，消积，杀虫。

苦寒，有小毒。入胃、大肠经，功专消积杀虫。杀虫之外无他长，能令人阴痿。竹之余气，得霹雳而生，故名。大小如栗，竹刀刮去黑皮，甘草水浸一宿，酒拌蒸，或炮。厚朴、芫花为使。恶葛根。

桑寄生

补筋骨，散风湿。

苦坚肾，助筋骨而固齿长发；甘益血，止崩漏而下乳安胎；舒筋络而利关节，和血脉而除痹痛；外科散疮疡，追风湿。海外深山地暖，不蚕桑，无采捋之苦，气化浓密，自然生出。有言鸟衔他子，遗树而生者，非也。他树多寄生，恐反有害。茎、叶并用。忌火。

以上寓木类。

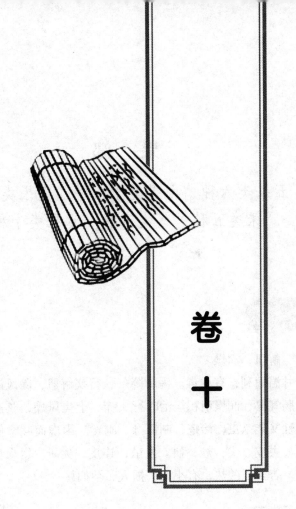

卷十

果　部

五果类六种　　山果类十五种　　夷果类九种
味类五种　　蓏类五种　　水果类十种

杏仁

泻肺，解肌，润燥。

辛苦甘温而利，有小毒。泻肺降气，行痰解肌，除风散寒，利胸膈气逆，通大肠气秘，润燥消积。治时行头痛，上焦风燥，咳逆上气，烦热喘促。其毒性又能杀虫，治疮，制锡毒、狗毒。因虚而咳嗽便闭者忌之。双仁者杀人。去皮、尖，炒，研。发散，连皮、尖研。得火良。恶葛根、黄芩、黄芪。杏子，酸热，有小毒，损人，孕妇忌。

巴旦杏仁

润肺，下气。

甘平。止咳下气，消心腹逆闷。有湿痰者，勿服。形扁，皮白，尖弯如鹦哥嘴者真。

乌梅

涩肠，敛肺。

酸涩而温。脾肺血分之果，涩肠敛肺，止血涌痰，消肿解毒，生津止渴，醒酒杀虫。治久嗽泻痢，瘴疟霍乱，吐逆反胃，下血血崩，安蛔厥，去黑痣，蚀恶肉。产安吉者，肉厚多脂，最佳。白梅，酸涩咸平，功用略同乌梅，治痰厥僵仆，牙关紧闭，惊痫喉痹，梅核膈气，敷乳痈肿毒，刺入肉中，刀箭伤肤。多食损齿伤筋。盐渍为白梅。根、叶，治休息痢及霍

102

乱，煮浓汁饮之。

桃仁

泻，破血，润燥。

苦平微甘。苦以泄血滞，甘以缓肝气而生新血，通大肠血秘。治热入血室，血燥血瘕，损伤积血，血痢经闭，咳逆上气，皮肤燥痒，发热如狂。若非血瘀而误用之，大伤阴气。泡去皮、尖，炒，研碎。双仁者有毒，不可用。香附为使。桃花，苦平，下宿水，除痰饮，消积聚，利二便，疗风狂。以攻决为用，但可施于气实有余之证。若无故而因"除百病，美颜色"诸谬说而服之，为害不小。三月三日，采花拣净，以绢袋盛，悬檐下阴干。千叶者勿用。桃叶，苦平，杀虫，发汗。采嫩者，名桃心，入药尤胜。桃子，辛酸甘热，微毒。多食令人有热，生痈疖。桃枭，苦微温，有小毒，辟邪祛祟。

栗

补肾。

咸温。厚肠胃，补肾气。小儿不可多食，生则难化，熟则滞气。

大枣

补脾胃，润心肺，调营卫，和百药。

甘温。补中益气，滋脾土，润心肺，调营卫，缓阴血，生津液，悦颜色，通九窍，助十二经，和百药。伤寒及补剂中加用之，以发脾胃升腾之气。红枣，功用相仿，差不及尔。虽补中，而味过于甘，中满者忌之。凡风疾痰热及齿痛，俱非所宜。小儿疳病亦禁，生者尤为不利。北产肥润坚实者佳。杀乌、附毒。忌葱、鱼同食。

以上五果类。

梨

凉心，润肺，利大小肠。

甘寒微酸。凉心润肺，利大小肠，止嗽消痰，清喉降火，除烦解渴，润燥消风，醒酒解毒。治伤寒发热，热嗽痰喘，中风失音。切片，贴汤火伤。脾虚泄泻，乳妇及金疮，忌用。捣汁用，熬膏亦良。加姜汁、蜂蜜佳。清痰止嗽，与莱菔相间收藏，则不烂。

柿

润肺，宁嗽，涩肠。

生用，甘冷，润肺止咳嗽，清胃理焦烦；干柿，甘寒而涩，涩肠止泄，润肺宁嗽，而消宿血。治肺痿热咳，咯血反胃，肠风下血，痔漏。柿霜，乃其津液，生津化痰，清上焦心肺之热为尤佳，治咽喉口舌疮痛。柿性颇寒，肺经无火，及风寒作嗽，冷痢滑泄者，忌之。若与蟹同食，令人腹痛作泻。柿蒂，止呃逆。

木瓜

和脾，舒筋；涩，敛肺。

酸涩而温。和脾理胃，敛肺伐肝，化食止渴。气脱能收，气滞能和。调营卫，利筋骨，去湿热，消水肿。治霍乱转筋，泻痢脚气，腰足无力。多食，损齿及骨，病癃闭。陈者良。忌铁。

山楂

泻，破气，消食，化痰，散瘀。

酸甘微温。健脾行气，消食磨积，散瘀化痰，发小儿痘疹，行乳食停留，止儿枕作痛，疗小肠疝气。茴香佐之。多食，令人嘈烦易饥，反伐脾胃生发之气。胃中无积，及脾虚恶食者，忌服。有大小二种，小者入药，一名棠球子，去皮、核。

橘皮

宣，理气，调中；泻，燥湿，消痰。

辛能散，温能和，苦能燥能泻，为脾肺气分之药。调中快膈，导滞消痰。气虽中和，亦损真元，无滞勿用。广产为胜，皮厚不脆，有猪棕纹，陈久者良，故又名陈皮。治痰咳，童便浸，晒；治痰积，姜汁炒；入下焦，盐水炒。

青皮

泻肝，破气，散积。

辛苦而温。色青气烈，入肝胆气分，疏肝泻肺，引诸药至厥阴之分；下饮食，入太阴之仓，破滞削坚，消痰散痞。治肝气郁积，胁痛多怒，久疟结癖，胸膈气逆，疝痛乳肿。最能发汗，气虚及有汗者忌用。橘之青而未黄者，去瓤，切片，醋拌炒。叶，治乳痈、胁痛、肺痈。肉，生痰聚气。核，治疝痛，腰肾冷痛，去皮，炒。

香橼

一名佛手柑，古名枸橼。理气，止呕，健脾，进食。

辛苦酸温。入肺脾二经，理上焦之气而止呕，进中州之食而健脾，除心头痰水。治痰气咳嗽，心下气痛。性虽中和，单用、多用亦损正气，须与参、术并行，乃有相成之益尔。陈久者良。根、叶，功用略同。

香栾

下气，消食，快膈，化痰。

苦甘酸辛而平。下气消食，快膈化痰，解酒毒。治饮酒人口气，去肠胃中恶气，散愤懑之气，疗妊妇不思食口淡，愈痰气咳嗽，能去浊恶之气。无滞而虚者禁之，孕妇气虚者勿与。此柚之属也，其黄而小者为密筒，其大者谓之朱栾，最大者谓之香栾。今人误称为香圆，不知香圆即佛

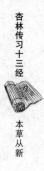

手柑也。香栾夏初生白花，六月成实，至冬黄熟。今人于六七月间采其小实，晒干，至十月，伪枳实、枳壳。

花红

即林檎。涩，生津。

酸涩甘温。生津，治消渴，泄精，水痢，小儿闪癖。多食，发热，闭百脉。

枇杷叶

泻肺，下气。

苦平。清肺和胃而降气，气下则火降痰消。治热咳呕逆口渴。虚寒呕吐、风寒咳嗽忌之。叶湿重一两，干重三钱，为气足，拭净毛。治胃病，姜汁涂，炙黄；治肺病，蜜水涂，炙黄。枇杷，甘酸平，止渴下气，利肺气，止吐逆，除上焦热，润五脏。多食，发痰热，伤脾；同炙肉及热面食，令人患热黄疾。

杨梅

和，利五脏，生津。

酸甘温。去痰止呕，消食下气，生津，和利五脏。能涤肠胃，除烦愦恶气。烧灰服，断下痢，甚验。多食令人发热衄血，损齿及筋。忌生葱同食，发疮致痰。杭州、苏州最美，青时酸，红后变紫，味如蜜。盐藏、蜜渍、糖收、火酒浸，俱佳。根皮，解砒毒。

石榴皮

涩肠，收脱肛，外用染须。

酸涩而温。能涩肠，止泄痢下血，崩带脱肛，又能杀虫。浸水，汁黑如墨，乌须方、绿云油中用之。能恋膈成痰，痢积未尽者，服之太早，反为害也。忌铁器。酸石榴，治泻痢、崩中、带下，过食损肺坏齿。榴花千叶者，治心热吐血；又，研末，吹鼻，止衄血，立效；亦敷金疮出血。

银杏

一名白果。涩，敛肺，去浊痰。

甘苦收涩。熟食，温肺益气，定痰哮，敛喘嗽，缩小便，止带浊；生食，降浊痰，解酒消毒，杀虫。浆，泽手面，浣油腻。多食则收涩太过，令人壅气膹胀，小儿发惊动疳。

胡桃

补命门，利三焦。

味甘性热，肉润皮涩。通命门，利三焦，润肠胃，悦肌肤，温肺补肾，治痿强阴。佐补骨脂，一木一火，大补下焦。三焦通利，故上而虚寒喘嗽，下而腰脚虚痛，内而心腹诸痛，外而疮肿诸毒，皆可除也。动风痰，助肾火，肺有痰热，命门火炽者，勿服。润燥养血，去皮；敛涩，连皮。油者有毒，故杀虫治疮。壳外青皮，压油，乌髭发。

榛

补中，益气。

甘平。调中开胃，益气力，实肠胃，令人不饥，健行。久留最易油坏。

以上山果类。

荔枝核

宣，散寒湿。

甘涩而温。散滞气，辟寒邪。治胃脘痛，妇人血气痛。其实双结，而核肖睾丸，故治癫疝卵肿，有述类象形之义。无寒湿滞气者，勿服。烧存性。荔枝，甘酸热，解烦渴，止呃逆。多食令人发热烦渴，龈肿衄血。病齿及火病人，尤忌之。壳，发痘疮，又解荔枝热。花、皮、根，喉痹肿痛，煮汁含咽。

龙眼肉

俗呼圆眼。补心脾。

甘平润。补心长智，悦胃培脾，疗健忘与怔忡，能安神而熟寐，一切思虑过度，劳伤心脾，及血不归脾诸证。

橄榄

宣，清肺。

甘涩酸平。清肺开胃，下气除烦，生津解酒，利咽喉，解诸毒，河豚毒，及鱼骨哽。煮汁。核，主治与橄榄同。仁，甘平而润，唇吻燥痛，研烂敷之。

榧子

杀虫。

甘涩而平。杀虫，疗痔，消积。丹溪曰：此肺家果也，多食引火入肺，大肠受伤。反绿豆。

海松子

润燥。

甘温而香。润肺开胃，散水气，除诸风。治肺燥咳嗽，大便虚秘。便溏精滑者勿与，有湿痰者亦禁。

槟榔

泻气，行水，破胀，攻坚。

苦温破滞，辛温散邪，泻胸中至高之气，使之下行；性如铁石，能坠诸药至于下极；攻坚去胀，消食行痰，下水除风，醒酒杀虫。治痰癖癥结，瘴疠疟痢，水肿脚气，大小便气秘，里急后重。坠诸气至于下极，气虚下陷者，所当远避。鸡心，尖长，破之作锦纹者良。忌火。

大腹皮

泻，下气；通，行水。

辛泄肺，温和脾，下气宽胸，行水，通大小肠。治水肿脚气，痞胀痰膈，瘴疟霍乱。稍涉虚者，勿用。取皮，酒洗，黑豆汤再洗，煨用。子，辛涩温，与槟榔同功而力稍缓，形亦与槟榔相似，腹大而扁。

枳椇子

一名木蜜，一名木饧。润，解酒。

甘平。止渴除烦，润五脏，解酒毒。多食，发蛔虫。实，拳曲如鸡距，经霜黄赤，甚甘。木皮，治五痔，和五藏。

落花生

润肺，补脾。

辛甘而香。润肺补脾，和平可贵。出闽、广。藤生，花落地而结实，故名。炒用。

以上夷果类。

川椒

一名蜀椒。宣，散寒湿；燥，补火。

辛大热，有毒。入肺，发汗散寒，治风寒咳嗽；入脾，暖胃燥湿，消食除胀。治心腹冷痛，吐泻澼痢，痰饮水肿；入右肾命门，补火，治肾气上逆，阳衰泄精，溲数阴汗；破血通经，除癥安蛔，辟疫伏邪，杀鬼疰虫鱼毒；通血脉，消瘘痹，行肢节，利机关。命门火衰，有寒湿者，宜之；阴虚火旺之人，在所大忌。蜀产，肉厚皮皱，为川椒，比秦椒略小。去闭口者，微炒，去汗，捣去里面黄壳，取红用。得盐良。杏仁为使。畏雄黄、附子、防风、款冬、凉水、麻仁。椒目，苦辛，小毒，专行水道，不行谷道，消水蛊，除胀定喘。根，辛热杀虫，煎汤洗脚气及湿疮。

秦椒

俗名花椒。宣，散寒，燥湿，温中。

辛苦温，有毒。温中散寒，燥湿除风，下气杀虫。治上气咳嗽吐逆，疝瘕，风湿寒痹，利五脏，去老血，疗久痢月闭，腹中冷痛，产后余疾，恶血痢，腹痛。禁忌、修治俱同川椒。比川椒味短，纹低。恶瓜蒌、防葵，畏雄黄。

胡椒

燥，快膈，消痰。

辛大热，有毒。温中下气，快膈消痰。治寒痰食积，肠滑冷痢，阴毒腹痛，胃寒吐水，牙齿浮热作痛，杀一切鱼肉鳖蕈毒。世人因其快膈，嗜之者众，然损肺走气，动火动血，损齿昏目，发疮痔脏毒。必阴气至足者，方可用。毕澄茄，即胡椒之大者，乃一类二种，主治略同，亦易僭上。

吴茱萸

宣散风寒，燥湿，疏肝，下气。

辛苦大热，有小毒。疏肝燥脾，温中下气，除湿解郁，去痰杀虫，开腠理，逐风寒。治厥阴头痛，阴毒腹痛，呕逆吞酸，痞满噎膈，食积泻痢，血痹阴疝，奔豚癥瘕，痔疾肠风，脚气水肿，口舌生疮，冲脉为病，气逆里急。性虽热，而能引热下行，利大肠壅气，下产后余血，损气动火，昏目发疮。病非寒滞有湿者勿用，即有寒湿者，亦宜酌量少用。开口，陈久者良。滚汤泡去苦烈汁。止呕，黄连水炒；治疝，盐水炒；治血，醋炒。恶丹参、硝石，畏紫石英。

茶

泻热，清神，消食。

苦甘微寒。下气消食，去痰热，除烦渴，清头目，醒昏睡，解酒食、油腻、烧炙之毒，利大小便，止头痛，中冷中风，愈瘘疮，寒胃，消脂。酒后饮茶，引入膀胱、肾经，患瘕疝水肿，空心尤忌。味甘而细者良。茶子，捣仁，洗衣，去油腻。

以上味类。

瓜蒂

一名瓜丁。宣，涌吐。

苦寒，有小毒。阳明吐药，能吐风热痰涎，上膈宿食。治风眩头痛，懊侬不眠，癫痫喉痹，上脘痞硬，头目湿气，水肿黄疸，湿热诸病。损胃伤血，耗气夺神，上部无实邪者，切勿轻投。甜瓜，性冷，有小毒，损阳。瓜叶，无发，捣汁涂之，即生。

西瓜

泻暑热。

甘寒。解暑除烦，利便醒酒，止渴清热。多食，伤脾助湿，有寒湿者忌之。

甘蔗

和中，润燥。

甘微寒。和中助脾，除热润燥，消痰止渴，解酒毒，利二便。治呕哕、噎膈、反胃，大便燥结。胃寒呕吐，中满滑泻，勿食。捣汁。

卷十

白砂糖

补，和中。

甘温。补脾缓肝，润肺和中，消痰治嗽。中满者勿服。多食助热，损齿生虫。凝结作饼块如石者，为石蜜；轻白如霜者，为糖霜；坚白如冰者，为冰糖。紫砂糖，功用与白者相仿而稍逊，和血则紫者为优。蔗浆煎炼至紫黑色，其性较白砂糖更温，生胃火，助湿热，损齿生虫。作汤下小儿丸散，误矣。

以上蔗类。

莲子

古名藕实。补心脾肾，涩精，固肠。

甘平而涩。能交水火而媾心肾，安静上下君相火邪，涩精气，厚肠胃。治脾泄久痢，白浊梦遗，女人崩带，一切血病。大便燥结者，勿服。去心、皮，蒸熟，焙干。得枸杞、白术、山药、茯苓，良。莲子中青心，苦寒，清心去热。

石莲子

开胃，去湿热。

苦寒。清心除烦，开胃进食，去湿热，专治噤口痢、淋浊诸证。无湿热而虚寒者，勿服。莲之黑而沉水者。杵碎。

莲蕊须

涩精。

甘平而涩。略与莲子同功，清心通肾，益血固精，乌须黑发，止梦泄遗精，吐崩诸血。小便不利者，勿服。忌地黄、葱、蒜。

藕节

涩，止血。

涩平。解热毒，消瘀血。疗产后血闷，止吐衄淋痢，一切血证。

藕

生，凉血，散瘀；熟，补心，益胃。

生用甘寒，凉血散瘀，止渴除烦，解酒毒、蟹毒。治上焦痰热，小便热淋，伤寒时气烦渴，罨金疮伤折。熟，捣涂坼裂冻疮。澄粉可口，煮熟甘平。莲花，贴天疱湿疮，甚效。

荷叶

轻，宣，升阳，散瘀。

苦平。其色青，其形仰，其中空，其象震，感少阳甲胆之气，烧饭合药，裨助脾胃而升发阳气。痘疮倒靥者，用此发之。能散瘀血，留好血。治吐衄崩淋，损伤产瘀，一切血证。洗肾囊风。升散消耗，虚者禁之。

菱

古名芰实，俗名菱角。清暑。

甘寒。安中消暑，止渴解酒。多食，伤人脏腑，损阳气。有两角、三角、四角之殊。

芡实

一名鸡头。补脾，涩精。

甘平而涩，补脾固肾，助气涩精。治梦遗滑精，解暑热酒毒，疗带浊泄泻，小便不禁。大小便不利者，勿服。小儿不宜多食，甚难消化。蒸熟，捣粉，涩精药，或连壳用。

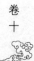

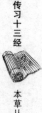
勃脐

一名乌芋，一名地栗。泻热，消食。

甘寒而滑。消食攻积，除胸中实热。治五种噎膈，消渴黄疸，血证蛊毒。能毁铜。性极凉泻，有冷气人，不可食，致腹胀气满；小儿食多，脐下结痛；孕妇尤为大忌。

慈菇

通，行血。

苦甘微寒。主治百毒，产后血闷，攻心欲死，产难，胞衣不出，捣汁，服一升。又下石淋。多食，发肠风痔漏，崩中带下，脚气瘫风；又使人干呕损齿，失颜色，皮肉干燥。

以上水果类。

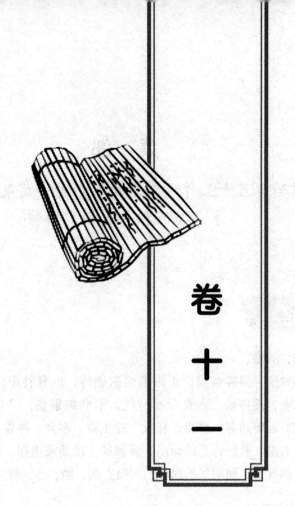

卷

十

一

菜　部

荤辛类三十三种　柔滑类二十种　蓏菜类七种
水菜类五种　芝栭类四种

韭

补阳，散瘀。

辛温微酸。温脾益胃，止泻痢而散逆冷；助肾补阳，固精气而暖腰膝；散瘀血，逐停痰，入血分而行气。治吐衄损伤，一切血病，噎膈反胃，胃脘痛；解药毒、食毒，狂犬、蛇虫毒。多食，神昏目暗。忌蜜。韭子，辛甘而温，补肝肾，助命门，暖腰膝。治筋痿遗尿，泄精溺血，白带白淫。下部有火，而阴气不固者，勿服。蒸，晒，炒，研。

葱白

轻，发表，和里；宣，通阳，活血。

辛散而平，发汗解肌，通上下阳气。治伤寒头痛，时疾热狂，阴毒腹痛，脚气奔豚，益目睛，利耳鸣，通二便。气通则血活，故治吐血、衄血、便血、痢血，折伤出血，乳痈风痹。通乳，安胎。通气，故能解毒，杀药毒、鱼肉毒、蚯蚓毒，涂猘犬伤。多食，令人神昏发落，虚气上冲。取白，连须用。同蜜食，杀人；同枣食，令人病；合犬雉肉食，令人病血。青叶，治水病足肿。

薤

一名蕌子。滑，利窍，泄滞。

辛苦温滑。下气调中，散血生肌，泄下焦大肠气滞。治泄痢下重，胸痹刺痛，肺气喘急，安胎和产。涂汤火伤。滑利之品，无滞勿用。补虚之说，切勿信之。叶似韭而中空，根如蒜，取白用。

大蒜

即葫。宣，通窍，辟恶。

辛热有毒。开胃健脾，消谷化食，辟秽驱邪，通五脏，达诸窍，去寒滞，解暑气，辟瘟疫，消痈肿，破癥积，杀蛇虫蛊毒，治中暑不醒。捣，贴足心，能引热下行，治鼻衄不止。捣，纳肛门，能通幽门，治关格不通。敷脐，能达下焦，消水，利大小便。切片，灼艾，灸一切痈疽恶疮肿核。性热气臭，生痰动火，散气耗血，昏目损神伐性。虚弱有热之人，切勿沾唇。独头者佳。忌蜜。

芸苔

一名油菜。宣，散血，消肿。

辛温。散血消肿。捣，贴游风丹肿。油，能杀虫。

白芥子

宣，利气，豁痰。

辛温。入肺，通行经络，发汗散寒，温中开胃，利气豁痰，消肿止痛。治咳嗽反胃，痹木脚气，筋骨诸痛。阴虚火亢，气虚久嗽者，勿服。北产者良。煎汤不可太熟，熟则力减。茎、叶，动风动气，有疮疡痔疾便血者，俱忌。芥菜子，豁痰利气，主治略同。芥菜，辛热而散，能通肺开胃，利气豁痰。久食则积温成热，辛散太甚，耗人真元，昏目发疮。

蔓菁子

即芜菁，一名诸葛菜。泻热，利水，明目。

苦辛平。泻热解毒，利水明目，腹胀，癥瘕积聚，小儿血痢，一切疮疽，敷蜘蛛咬毒。实热相宜，虚寒勿使。根，解酒毒，涂诸热毒，捣敷阴囊肿大如斗。叶，利五脏，消食下气，治嗽。

莱菔子

宣，破气，除痰，消食。

辛温。长于利气。生用，能吐风痰，散风寒，发疮疹；炒熟，能定咳嗽痰喘，调下痢后重，止内痛，消食除膨。虚弱者服之，气喘难布息。俗名萝卜子。

莱菔

宣，破气，化痰，消食。

辛甘平。生食升气，熟食降气，宽中消食，化痰散瘀。治吐衄，咳嗽，吞酸，利二便，解酒毒，制面毒、豆腐积。生捣，涂跌打、汤火伤。治噤口痢。耗气渗血，白人须发。莱菔菜，辛苦温，功用略同，亦甚消伐。

生姜

宣，散寒，发表，开痰，止呕。

辛温。行阳分而祛寒发表，宣肺气而解郁调中，畅胃口而开痰下食。治伤寒头痛，伤风鼻塞，咳逆呕哕，胸壅痰膈，寒痛湿泻；消水气，行血痹，去秽恶；杀半夏、南星、菌蕈、野禽毒，辟雾露、山岚、瘴气。叶，食鲙成癥，捣汁饮，即消。

姜汁

润，开痰。

辛温而润。治噎膈反胃，救暴卒，疗狐臭，搽冻耳，贴风湿痹痛。

姜皮

和脾，行水。

辛凉。和脾行水，治浮肿胀满。

煨姜

和中，止呕。

用生姜惧其散，用干姜惧其燥，唯此略不燥散。凡和中止呕，及与大枣并用，取其行脾胃之津液而和营卫，最为平妥。老姜洗净，用湿粗草纸包，炭火内煨，令草纸纯焦，并姜外皮微焦，中心深黄色，则透矣。切片。

干姜

燥，温经，逐寒；宣，发表，通脉。

辛热。逐寒邪而发表温经，燥脾湿而定呕消痰。同五味，利肺气而治寒嗽，开五脏六腑，通四肢关节，宣诸络脉。治冷痹寒痞，反胃下利，腹痛癥瘕积胀，开胃扶脾，消食去滞。母姜晒干，为干姜，白净结实者良。

黑姜

燥，回阳。

辛苦大热。除胃冷而守中，去脏腑沉寒锢冷，能去恶生新，使阳生阴长，故吐衄下血，有阴无阳者宜之。亦能引血药入气分而生血，故血虚发热，产后大热者宜之。引以黑附，能入肾而祛寒湿，能回脉绝无阳，通心助阳而补心气。干姜炮黑，为黑姜。按：姜味大辛，辛能僭上，亦能散气走血，损阴伤目，凡阴虚有热者勿服。孕妇尤忌。

胡荽

宣，发痘疮，辟恶气。

辛温，微毒。主消谷，止头痛，通小腹气及心窍，利大小肠。其香窜，辟一切不正之气。痧疹痘疮不出，煎酒喷之。久食，损人精神，令人多忘。病人食之，脚软。

大茴香

燥，补肾命，治寒疝。

辛温。暖丹田，补命门，开胃下食，调中止呕，疗小肠冷气，癫疝阴肿，腹痛霍乱，干湿脚气。能昏目发疮，若阳道数举，得热则吐者，均戒。产宁夏，大如麦粒，轻而有细棱。

小茴香

一名蒔萝。理气，开胃。

辛平。理气开胃，亦治寒疝。食料宜之。小如粟米，炒黄，得酒良。得盐则入肾，发肾邪，故治阴疝。八角茴香，辛甘平，功用略同，自番舶来，实大如柏实，裂成八瓣，一瓣一核，黄褐色。

胡萝卜

宽中，散滞。

甘平。宽中下气，散肠胃滞气。元时始自胡地来，气味微似莱菔，故名。有黄、赤二种。子似蒔萝，可和食料。治时痢。

水芹

通，去伏热。

甘平。去伏热及头中风热，利口齿及大小肠。治烦渴，崩中带下，五

120

种黄病。

旱芹

泻，散结。

甘寒。除心下烦热，疗鼠瘘瘰疬，结核聚气，下瘀血，止霍乱。

蓬蒿菜

古名同蒿。宣，消痰，利便。

甘辛凉。安心气，和脾胃，消痰饮，利肠胃。

白菜

一名菘菜。和中，疏通脏腑。

甘平。利肠胃，除胸中烦，解酒渴，消食下气。治瘴气，止热气嗽，和中，利大小便。茎圆厚者，名白菜；茎扁而白，黄嫩脆美者，名黄芽菜，尤美而益人。

以上荤辛类。

菠菜

一名菠菱。通脏腑血脉。

甘温，滑，微毒。利五脏，通血脉，开胸膈，解酒毒，宣肠胃热，下气调中，止渴润燥。根尤良。

荠菜

利脏，和中。

甘温。利五脏，益肝和中。根，益胃明目，治目痛；同叶烧灰，治赤白痢，极效。子，甘平，去风热毒，明目，治目痛青盲。花，治久痢，辟蚊蛾。

苋菜

通窍，利肠。

甘冷利。除热，通九窍，利肠，滑胎。治初痢。忌与鳖同食。子，明目，祛肝风客热，明目。治青盲，及眼见黑花。

马齿苋

泻热，散血。

酸寒。散血解毒，祛风杀虫。治诸淋疟痢，血癖恶疮，小儿丹毒，利肠滑产。叶如马齿，有小、大二种，小者入药，性至难燥。去茎。亦忌与鳖同食。子，明目，治青盲，及目中出泪，或出脓。

生菜

一名白苣。泻热，利肠。

苦寒。利五脏，通经脉，开胸膈壅气，解热毒、酒毒，止渴利肠。

莴苣

泻热，利肠。

苦冷，微毒。功同白苣，又能通乳汁，杀虫蛇毒。自莴国来，故名。子，下乳汁，通小便，治痔漏阴肿下血，损伤作痛。炒用。

蒲公英

一名黄花地丁。泻热，解毒。

苦甘寒。化热毒，解食毒，消肿核，专治疔毒乳痈，亦为通淋妙品。擦牙，乌须发。白汁涂恶刺。叶如莴苣，花如单瓣黄菊，四时有花，花罢飞絮，断之茎中有白汁。

翘摇

即巢菜。宣，祛风热。

辛平。利五脏，明耳目，去热风，止热疟，明耳目，活血平胃，长食不厌，甚益人，令人轻健。俗名花草。花草子，活血明目。今药肆中，以此伪充沙苑蒺藜。

莼菜

通，泻热，解毒。

甘寒滑。治消渴、热痹、热疽，逐水，解百药毒并蛊毒，下气止呕，疗诸肿毒并诸疮。一名马蹄草，生吴越地湖泽中。

羊蹄

即秃菜。通，祛风。

苦寒。治产后风秘，头风白屑，喉痹不语，头上白秃。能制三黄、砒石、丹砂、水银。

蕺菜

一名荅莃菜。泻热，通阳。

甘苦凉滑，微毒。利五脏，通心膈，解风热毒，疗时行壮热，止热毒痢。又，捣敷禽兽伤。禹锡曰：食之动气，冷气人食之，必破腹。子，醋浸，揩面，去粉泽，润泽有光。

黄瓜菜

一名黄花菜。通结，利肠。

甘，微苦微寒。通结气，利肠胃。

鱼腥草

古名蕺。泻热，解毒。

辛微寒，有小毒。散热毒痈肿，疮痔脱肛，断痁疾，解硇毒。敷恶疮、白秃。

蕨

泻热，利水。

甘寒滑。去暴热，利水道。作蔬，味甘滑，亦可醋食；澄粉，甚滑美。

芋

宽胃，通肠。

辛平滑，有小毒。宽胃口，通肠闭，和鱼煮食，甚下气调中。梗，擦蜂螫，良。

土芋

熟，厚肠胃；生，解药毒。

甘辛寒，有小毒。煮熟食，厚肠胃，止热嗽。生研水服，解诸药毒。俗名香芋。

山药

一名薯蓣。补脾肺，涩精气。

色白入肺，味甘归脾，补其不足，清其虚热，润皮毛，化痰涎，固肠胃，止泻痢；肺为肾母，故又益肾强阴，治虚损劳伤；脾为心子，故又益心气，治健忘遗精。生捣，敷痈疮，消肿硬毒。色白而坚者佳。勿同面食。零余子，甘温，功用强于山药，益肾强腰脚，补虚损，食之不饥。

甘薯

补，益气，强阴。

甘平。补虚乏，益气力，健脾胃，强肾阴。即山薯。

百合

润肺，止嗽。

甘平。润肺宁心，清热止嗽，利二便，止涕泪。治浮肿胪胀痞满，寒热疮肿乳痈，伤寒百合病，善通二便。中寒下陷者忌之。花白者入药。

竹笋

通，爽胃，消痰。

甘微寒。利膈下气，化热爽胃，消痰。竹能损气，虚人食笋，多致疾也。小儿尤不宜食，最难化。冬笋、鞭笋较胜。

以上柔滑类。

茄子

一名落苏。泻，宽肠。

甘寒而利。散血宽肠，动风发病。茄根，散血消肿，煮汁渍冻疮。

壶卢

一名匏瓜，俗名葫芦。通利水，消肿胀。

甘平滑。利水，治腹胀黄肿。

冬瓜

一名白瓜。通，泻热，益脾。

寒泻热，甘益脾，利二便，消水肿，止消渴，散热毒痈肿。子，补肝明目。叶，治消渴，疟疾寒热。

南瓜

补气。

甘温。补中益气。

越瓜

一名梢瓜，一名菜瓜。泻热，利肠。

甘寒。利肠胃，去烦热，解酒毒。

胡瓜

清热；通，利水。

甘寒，有小毒。清热解渴，利水道。一名黄瓜。根，捣敷狐刺肿毒。

丝瓜

一名天罗，一名蛮瓜。通经脉，凉血，解毒，除风，化痰。

甘冷。凉血解毒，除风化痰，通经络，行血脉，消浮肿，发痘疮。治肠风崩漏，疝痔痈疽，滑肠下乳。用老丝瓜筋，烧存性。

以上蓏菜类。

茭白

一名茭笋，一名菰笋，一名菰菜。泻热；通，利肠。

甘冷滑。利五脏，去烦热，除目黄，解酒毒，利二便。治酒皶面赤，白癞疬疡，风热目赤。滑利而冷，甚不益人。根名菰根，冷利甚于芦根。实名雕胡米，岁饥可以当粮。

紫菜

一名紫英。软坚，消瘿瘤。

甘寒而咸。消瘿瘤积块。治热气烦塞咽喉。藏器曰：多食，令人腹痛，发气，吐白沫，饮热醋少许，即消。

海粉

润，化痰。

甘寒而咸。清坚顽热痰，消瘿瘤积块。治热烦，养阴气。

石花菜

泻热。

甘咸，大寒，滑。去上焦浮热，发下部虚寒。状如珊瑚，有红、白二色，枝上有细齿。一种稍粗而似鸡爪，谓之鸡脚菜，味更佳。

龙须菜

清热，消瘿。

甘寒，微咸。清热消瘿，利小便。

以上水菜类。

木耳

治痔。

甘平，有小毒。利五脏，宣肠胃，治五痔，及一切血证。生古槐、桑树者良，柘树者次之。地耳，甘寒，明目。石耳，甘平，明目益精。

香蕈

破血，治风。

甘平。破血治风。松蕈，治溲浊不禁。

磨茹蕈

理气，化痰。

甘寒。益肠胃，理气化痰，甘寒有毒。烧灰，敷疮疥。马勃，亦菌类，见草部。

鸡㙡

通，益胃，治痔。

甘平。益胃清神，治痔。一名鸡菌。

以上芝栭类。

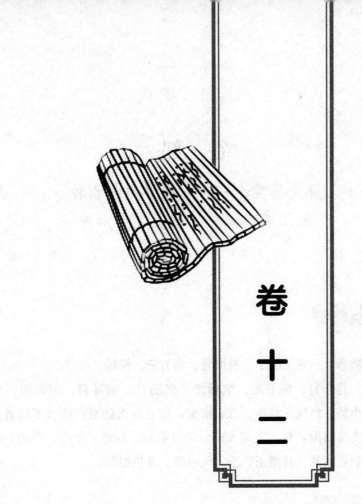

卷
十
二

谷 部

麻麦稻类十一种　　稷粟类十六种
椒豆类十二种　　造酿类十六种

胡麻

一名脂麻，一名巨胜子。补肝肾，润五脏，滑肠。

甘平。益肝肾，润五脏，填精髓，坚筋骨，明耳目，耐饥渴，乌须发，利大小肠，疗风淫瘫痪，凉血解毒。服之令人肠滑，精气不固者，亦勿宜食。皮肉俱黑者良。九蒸九晒。可以服食。麻油，疗疮，滑胎，熬膏多用之。壁虱胡麻，甘微温，治大风疮癣，其色似栗。

大麻仁

一名火麻。润燥，滑肠。

甘平滑利。缓脾润燥，治阳明病胃热，汗多而便难，宣风利关节，催生而通乳。陈士良《食性本草》云：多食，损血脉，滑精气，痿阳事；妇人多食，即发带疾，以其滑利下行，走而不守也。肠滑者尤忌。极难去壳，帛裹，置沸汤中，待冷，悬井中一夜，晒干，就新瓦上挼去壳，捣用。畏牡蛎、白薇、茯苓。

小麦

补心。

味甘微寒。养心除烦，利溲止血。面，甘温，补虚养气，助五脏，厚肠胃。北方者良。

浮小麦

涩，敛汗。

咸凉。止虚汗盗汗，劳热骨蒸。即水淘浮起者，焙用。麦麸，甘寒，与浮麦同性，醋拌蒸，熨腰脚折伤，风湿痹痛，寒湿脚气，胃腹滞气，互易至汗出，并良。

大麦

补虚，除热。

甘咸微寒。补虚劣，壮血脉，益颜色，实五脏，益气调中，除热止泄，疗消渴，化谷食。石蜜为使。面，平胃宽胸，下气消积，疗胀进食，凉血止渴。

矿麦

补中，除热。

甘微寒。补中除热。久服，令人多力健行。

荞麦

泻，利肠，下气。

甘寒。降气宽肠。治肠胃沉积，泄痢带浊，敷痘疮溃烂，汤火灼伤。虚寒者勿食。

野麦

古名雀麦。救荒。

甘平。充饥滑肠。春去皮，作面蒸食，及作饼食，皆可救荒。苗，下死胎。

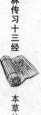

糯米

古名稻。补，温脾肺。

甘温。补脾肺虚寒，坚大便，缩小便，收自汗，发痘疮。性黏滞难化，病人及小儿最宜忌之。凡素有痰热风病，及脾病不能转输，食之最能发病成积。

粳米

和胃，补中，清肺。

甘平。得天地中和之气，平和五脏，补益气血，色白入肺，除烦清热，利便止渴。有早、中、晚三收，晚者得金气多，性凉，尤能清热。新米乍食动气。泔，清热，止烦渴，利小便，凉血。

籼米

补气，温中。

甘温。益气温中，和脾养胃，除湿止泄。

以上麻麦稻类。

稷

补，和中。

甘平。益气和中，宜脾利胃。黍之不黏者为稷。茎，治通身水肿。

黍

补中。

甘温。益气补中。久食，令人多热烦。根，治心气疼痛。

粱

补气，和中。

甘。益气和中，除烦渴，止霍乱下痢，利大小便。粟之大者为粱。

粟

北方谓之小米。补气，养肾。

咸淡微寒。补虚损，益丹田，开脾胃，利小便。治反胃热痢。粱之小者为粟。

秫

即黄米。益阴，利肺大肠。

甘微寒。治肺疟，阳盛阴虚，夜不得眠，及食鹅鸭成癥，妊娠下黄汁，去寒热，利大肠。粱米，粟米之黏者为秫。

穇子

救荒。

甘涩。补中益气，厚肠胃，济饥。一名龙爪粟，又名鸭爪稗。

蜀黍

一名高粱，一名芦穄，俗名蜀秫，又名芦粟。温中，涩肠，救荒。

甘涩温。温中，涩肠胃，止霍乱。黏者与黍米同功。茎高丈许，状如芦荻而内实，叶亦如芦，穗大如帚，粒大如椒，红黑色，米性坚实，黄赤色。

玉蜀黍

一名玉高粱。救荒。

甘平。调中开胃。苗、叶俱似蜀黍而肥矮,亦似薏苡;苗高三四尺,六七月开花成穗,如秕麦状;苗心别出一苞,如棕鱼形,苞上出白须垂垂;久则苞坼子出,颗颗攒簇,子亦大如棕子,黄白色;可炸炒食之,炒坼白花,如炒坼糯谷之状。根、叶,治小便淋沥砂石,痛不可忍。

菰米

一名茭米。救荒。

甘冷。止渴,解烦热,调肠胃,可疗饥。

东廧子

救荒。

甘平。益气轻身,久服不饥,坚筋骨,能步行。生河西,苗似蓬,子似葵,九月十月熟,可为饭食。

蓬草子

救荒。

酸涩平。作饭食,不饥,无异粳米。

茵草米

救荒。

甘寒。作饭,去热,利肠胃,益气力,久食不饥。

莠草子

救荒。

甘平。补虚羸损乏，温肠胃，止呕逆。久食健人，轻身不饥。

稗

救荒。

辛甘苦，微寒。作饭食，益气宜脾。故曹植有"芳菰精稗"之称。

薏苡仁

补脾肺；通，行水。

甘淡微寒而属土，阳明药也。甘益胃，土胜水，淡渗湿，泻水所以益土，故健脾，治水肿湿痹，脚气疝气，泄痢热淋；益土所以生金，故补肺清热；扶土所以抑木，故治风热筋急拘挛。令人能食。大便燥结，因寒筋急，勿用。其力和缓，用之须倍于他药。炒熟，微研。

御米壳

即罂粟壳。涩肠，敛肺，固肾。

酸涩平。敛肺涩肠而固肾。治久嗽，泻痢脱肛，遗精多溺，心腹筋骨诸痛。酸收太紧，令人呕逆；且兜积滞，反成痼疾。泻痢初起，及风寒作嗽，忌用。一名丽春花，红黄紫白，艳丽可爱。凡使壳，洗去蒂及筋膜，取薄皮，醋炒或蜜炒。得醋、乌梅、陈皮良。御米，甘寒，润燥，煮粥食，治反胃。

阿芙蓉

一名阿片，俗作鸦片。涩，止泻痢。

酸涩温，微毒。止泻痢，收脱肛，涩精气。此罂粟花之津液也。罂粟

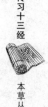
结青苞时，午后以大针刺其外面青皮三五处，勿损里面硬皮，次早津出，以竹刀刮，收入瓷器，阴干。故今市者，犹有苞片在内。

以上稷粟类。

黑大豆

补肾，解毒。

甘寒。色黑属水似肾，故能补肾，镇心明目，下气利水，除热祛风，活血解毒，消肿止痛，捣涂一切肿毒，煮食利大便。紧小者，入药更佳。盐水煮食，尤能补肾。畏五参、龙胆、猪肉。忌厚朴。得诸胆汁、石蜜、牡蛎、杏仁、前胡良。

黄大豆

宽中，利大肠。

甘温。宽中下气，利大肠，消水胀肿毒。研末，熟水和，涂痘后痈。豆油，辛甘热，微毒，涂疮疥，解发腪。

白豆

一名饭豆。补，调中。

甘平。补五脏，暖肠胃，调中，助十二经脉。豆腐，见造酿类。叶，煮食，利五脏，下气。

赤小豆

通，行水，散血。

甘酸平。色赤，心之谷也。性下行而通小肠，散血消肿，排脓清热解毒。治泻痢呕吐脚气，敷一切疮疽，止渴解酒，通乳汁，下胞胎。最渗津液，久服令人枯瘦身重。以紧小而赤黯色者入药。其稍大而鲜红、淡红色者，并不治病。今肆中半粒红、半粒黑者，是相思子。

绿豆

清热，解毒。

甘寒。行十二经，清热毒而解渴，去浮风而润肤，利小便以治胀，厚肠胃以和脾。胃寒者，不宜食。功在绿皮，去壳即壅气。粉，扑痘疮溃烂，良。圆小者佳。

豌豆

理脾胃。

甘平。治吐逆泄痢，消渴腹胀。研末，涂痈肿痘疮。

蚕豆

涩，补中。

甘涩温。补中益气，涩精实肠。发芽则全不闭涩，香甘可口。

豇豆

泻，利水，解毒。

甘涩平。散血消肿，清热解毒。治消渴吐逆，泄痢便数，解鼠莽毒。

白扁豆

补脾，除湿，消暑。

甘平。腥香微黄，调脾和胃，降浊升清，消暑除湿，止渴止泻。专治中宫之病，中和轻缓，故无禁忌。然多食能壅气，伤寒邪炽者勿服。生用，或炒研。

穞豆

涩，祛风。

甘苦涩温。治贼风风痹。味劣，无甚功用，止可作马料，故俗呼马料豆。

刀豆

下气，归元。

甘温。温中下气，利肠胃，益肾归元，止呃逆。

黎豆

温中，益气。

甘微苦温，有小毒。温中益气。多食令人闷。一名狸豆。

以上菽豆类。

淡豆豉

宣，解表，除烦。

苦泄肺，寒胜热，发汗解肌，调中下气。治伤寒寒热头痛，烦躁满闷，懊憹不眠，发斑呕逆，血痢温疟，疫气瘴气。伤寒直中三阴与传入阴经者，勿用。热结胸烦闷，宜下，不宜汗，亦忌之。

造豉法：用黑豆，六月间水浸一宿，淘净，蒸熟，摊芦席上，微温，蒿覆五六日后，黄衣遍满为度，不可太过，取晒，簸净，水拌，干湿得所，以汁出指间为准，筑实瓮中，桑叶厚盖三寸，泥封，晒七日，取出，曝一时，又水拌入瓮，如是七次，再蒸过，摊去火气，瓮收。

大豆黄卷

一名豆蘖。理胃，消水。

甘平。除胃中积热，消水病胀满，破妇人恶血，疗湿痹筋挛膝痛。黑大豆为蘖芽，生五寸长，便干之，名为黄卷。用之熬过，服食所须。一法：壬癸日，以井华水浸大豆，候生芽，取皮，阴干。

豆腐

清热，利大肠。
甘咸寒，有小毒。清热散血，和脾胃，消胀满，下大肠浊气。中其毒者，以莱菔汤解之。

陈廪米

养胃，利小便。
甘淡平。可以养胃。煮汁煎药，亦取其调肠胃，利小便，去湿热，除烦渴之功。

粥

糯米、秫米、黍米，补气温胃，甘温益气，治脾胃虚寒，泄痢吐逆，小儿痘疮白色。
粳米、籼米、粟米、粱米，甘平益气，养脾胃，利小便，止烦渴。一种痰饮之人，不宜食之。

蒸饼

通，利水，消食。
甘平。消食养脾胃，和中化积滞，活血止汗，利三焦，通水道。陈久者良。

面筋

解热，和中。

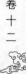

甘凉。解热和中。劳热人，宜煮食之。

麦粉

利五脏，调经络。

甘凉。和五脏，调经络。醋熬成膏，消一切痈肿、汤火伤。

神曲

宣，行气，化痰，消食。

辛散气，甘调中，温开胃，化水谷，消积滞。治痰逆癥结，腹痛泻痢，胀满翻胃，回乳下胎，亦治目病。脾阴虚，胃火盛者，勿用。能损胎。

造曲法：以五月五日或六月六日，以白面百斤，青蒿、苍耳、野蓼各取自然汁三升，杏仁泥、赤小豆末各三升，以配白虎、青龙、朱雀、玄武、勾陈、螣蛇六神，通和作饼，麻叶或楮叶包，罨如造酱黄法，待生黄衣，晒干收之，陈久者良。研细，炒黄。

酒药曲，近今各地有人诸药草及毒药者，其性酷烈，伤人脏腑，断不可服。

红曲

宣，破血；燥，消食。

甘温。色赤入营，而破血活血，燥胃消食。治赤白下痢，跌打损伤，产后恶露不尽。忌同神曲。红入米心，陈久者良。

麦蘖

宣，开胃，健脾；泻，行气，消积。

甘温。能助胃气上行而资健运，快脾宽肠，和中下气，消食除胀，散结祛痰，化一切米面果食积；尤善通乳，以谷消谷，有类从之义。停谷食者宜之，然有积消积，无积消肾气。今人多用大麦者，非也。炒用。

谷芽

宣，健脾，消食。

甘温。快脾开胃，下气和中，消食化积。功同麦芽，而性不损元。炒用。

饴糖

补中，缓脾。

甘温。益气补中，健脾化痰，润肺止嗽。过用，能动火生痰。凡中满吐逆，酒病牙疳，咸忌之。肾病尤不可服。

酱

解毒。

咸冷利。杀百药及热汤火毒，并一切鱼肉菜蔬蕈毒。入药当用豆酱，陈久弥佳。

醋

敛气血，散瘀，消痈肿。

酸苦温。散瘀，治产后血晕，除癥，疗心腹诸痛，涂痈疮肿，杀鱼肉毒，愈黄疸黄汗。多食，损筋骨，损胃，损颜色。用米醋。

酒

宣，行药势。

大热，有毒。辛者能散，苦者能降，甘者居中而缓，厚者尤热而毒，淡者利小便。用为向导，可以通行一身之表，引药至极高之分。热饮伤肺，温饮和中，少饮则和血行气，壮神御寒，辟邪逐秽，暖水脏，行药势。过饮则伤神耗血，损胃烁精，动火生痰，发怒助欲，致生湿热诸病。

烧酒，散寒破结，损人尤甚。醇而无灰，陈久者佳。畏绿豆粉、枳椇子、葛花、咸卤。

　　以上造酿类。

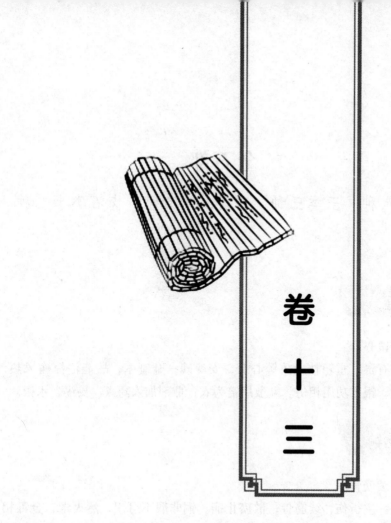

卷

十

三

金石部

金类八种　玉类三种　石类二十六种　卤石类十二种

金

重，镇心肝。

辛平有毒。重镇怯，故镇心肝，安魂魄；金制木，故能治惊痫风热，肝胆之病。银，功用相仿。丸散用箔为衣，煎剂加入药煮。畏锡、水银。

自然铜

重，续筋骨。

辛平。主折伤，续筋骨，散瘀止痛。铜非煅不可用，然火毒、金毒相煽，复挟香药，热毒内攻，虽有接骨神功，颇多燥烈之损，大宜慎用。产铜坑中。火煅，醋淬七次，细研，甘草水飞。

铜青

一名铜绿。重，去风痰。

酸平微毒。内科吐风痰之聚，外科止金疮之血，女科理血气之痛，眼科治风热之疼，杀虫有效，痔证亦宜。服之损血。以醋制铜，刮用。

铅

重，坠痰，解毒。

甘寒。属肾，禀壬癸之气，水中之金，金丹之母，八石之祖。坠痰解毒，安神明目，杀虫乌须。性带阴毒，伤人心胃。

铅丹

即黄丹。重，内用，镇心，坠痰；外用，解热，拔毒。

咸寒，沉重，味兼盐矾。内用，镇心，安魂，坠痰，消积，杀虫，治惊痫、疟痢；外用，解热，拔毒，止痛，去瘀，长肉。性味沉阴，损阳气。黑铅加硝黄、盐矾炼成。凡用，以水漂去盐硝、砂石，微火炒紫色，摊地上，去火毒。铅粉，主治略同。

密陀僧

重，镇惊，劫痰，消积。

辛平，有小毒。感银铅之气而结，坠痰镇惊，止血散肿，消积杀虫，疗肿毒，解狐臭，灭瘢黯，染髭须，疗疟痢五痔，金疮冻疮。食之令人寒中。出银坑，难得。今用者，乃倾银炉底。入药，煮一伏时。

古文钱

重，平肝；通，下行。

辛平，有毒。治目中障瘀，腐蚀坏肉，妇人生产横逆，心腹痛，月隔，五淋。或烧醋淬，或煮汁。

铁

重，坠痰，镇惊。

辛平，有毒。镇心平肝，定惊疗狂，消痈解毒。畏慈石、皂荚。煅时，砧上打落者，名铁落；如尘飞起者，名铁精；器物生衣者，名铁锈；盐醋浸出者，名铁华。

针砂

重，消水肿。

消水肿黄疸，散瘿瘤，乌须发。此是作针家磨镞细末也，须真钢砂，乃堪用。

以上金类。

云母

重，下气。

甘平。色白入肺下气，坚肌续绝，治疟痢、痈疽。有五色，以色白光莹者为上。泽泻为使。恶羊肉。

白石英

重，润肺。

甘辛微温。润以去燥，利小便，实大肠。治肺痿吐脓，咳逆上气。石药终燥，只可暂用。白如水晶者良。

紫石英

重，镇心；润，养肝。

甘辛而温。重以去怯，湿以去枯。心神不安，肝血不足，女子血海虚寒，不孕者宜之。色淡紫，莹彻，五棱。火煅，醋淬，七次，研末，水飞。二英俱畏附子，恶黄连。

以上玉类。

朱砂

重，镇心，定惊，泻热。

甘凉。体阳性阴，色赤属火，泻心经邪热，镇心定惊，辟邪清肝，明目祛风，止渴解毒，定癫狂，止牙疼，下死胎。独用、多用令人呆闷。辰产，明如箭镞者良。细研，水飞三次。畏盐水，恶慈石。忌一切血。

水银

重，外用杀虫。

辛寒阴毒。功专杀虫，治疮疥虮虱，解金银铜锡毒，堕胎绝孕。性滑重，直入肉。畏慈石、砒霜。

轻粉

燥，劫痰涩，外用杀虫。

辛冷而燥，有毒。杀虫治疮，劫痰消积。善入经络，瘰疬药有用之。不可轻服。土茯苓、黄连、黑铅、铁浆、陈酱能制其毒。粉霜，功过略同。

银朱

燥，破积，劫痰。

辛温有毒。破积滞，劫痰涩，散结胸，疗疥癣恶疮，杀虫及虱。其性燥烈，能烂龈挛筋。其功过与轻粉、粉霜同。

雄黄

重，解毒，杀虫。

辛温有毒。独入厥阴气分，搜肝气而散肝风，杀百毒，辟鬼魅。治惊痫，痰涎积聚，头痛眩晕，暑疟澼痢泄泻。又能化血为水，燥湿杀虫。治劳疳蛇伤，敷杨梅疔毒，疥癣痔疡。血虚者大忌。生山之阳。赤似鸡冠，明彻不臭，重三五两者良。醋浸，入莱菔汁煮干。生山之阴者，名雌黄，功用略同。劣者名熏黄，烧之则臭，只堪熏疮疥，杀虫虱。

石膏

体重，泻火；气轻，解肌。

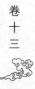

甘辛而淡。体重而降，足阳明经大寒之药；色白入肺，兼入三焦。寒能清热降火，辛能发汗解肌，甘能缓脾生津止渴。治伤寒郁结无汗，阳明头痛，发热恶寒，日晡潮热，阳狂壮热，小便赤浊，大渴引饮，中暑自汗，舌焦牙痛；又胃主肌肉，肺主皮毛，为发斑疹之要品。少壮火热者，功效甚速；老弱虚寒者，祸不旋踵。极能寒胃，胃弱血虚，及病邪未入阳明者，切勿轻投。有软、硬二种，莹白者良。研细，甘草水飞。近人因其寒，或用火煅，则不甚伤胃。但用之鲜少，则难见功，味淡难出。鸡子为使。恶巴豆，畏铁。

滑石

通，利窍，行水；体重，泻火。

淡渗湿，滑利窍，寒泻热，色白入肺，清其化源，而下走膀胱以利水，通六腑九窍津液，为足太阳经本药。治中暑积热，呕吐烦渴，黄疸水肿，脚气淋闭，水泻热痢，吐血衄血，诸疮肿毒，为荡热除湿之要药，消暑降火，散结，通乳，滑胎。凡脾虚下陷及精滑者，禁之；病有当发表者，尤忌。白而润者良。石苇为使。宜甘草。

赤石脂

重，涩，固大小肠。

甘温酸涩。能收湿止血而固下，疗肠澼泄痢，崩带遗精，痈痔溃疡，收口长肉，催生下胞。细腻粘舌者良。赤入血分，白入气分。研粉，水飞。畏芫花，恶大黄、松脂。

禹余粮

重，涩，固下。

甘平性涩。手足阳明血分重剂。治咳逆下痢，血闭血崩。能固下，又能催生。石中黄粉，生于池泽，无砂者佳。修治同上。

炉甘石

燥湿，治目疾。

甘温。阳明胃经药，受金银之气，金胜木，燥胜湿，故止血消肿，收湿祛痰，除烂退赤去翳，为目疾要药。产金银坑中，金银之苗也，状如羊脑，松似石脂，能点赤铜为黄。煅红，童便淬，七次，研粉，水飞。

无名异

重，和血，行伤。

咸入血，甘和血。治金疮折伤，痈疽肿毒，止痛生肌。生川、广，小黑石子也，一包数百枚。

钟乳

一名鹅管。补阳。

甘温。阳明气分药。本石之精，强阴益阳，通百节，利九窍，补虚劳，下乳汁。其气慓悍，令阳气暴充，饮食倍进。昧者得此肆淫，发为痈疽淋浊，岂钟乳之罪耶？大抵命门火衰者，可暂用之，否则便有害矣。出洞穴中，石液凝成，垂如冰柱，如鹅翎管，碎之如爪甲，光明者真。蛇床为使。畏紫石英，恶牡丹。忌胡荽、葱、蒜、羊血、参、术。

石炭

一名煤炭。燥，去寒痛。

甘辛温，有毒。治妇人血气痛，及诸毒疮，金疮出血，小儿痰痫。去锡晕，制三黄、硇砂、硝石。人有中气毒者，昏瞀至死，唯饮冷水即解。

石灰

重，燥湿，止血。

辛温，毒烈。能坚物散血，定痛生肌，止金疮血，杀疮虫，蚀恶肉，灭瘢疵，解酒酸。内用止泻痢崩带，收阴挺脱肛，消积聚结核。风化者良。古矿灰，火毒已出，主顽疮脓水淋漓，敛疮口尤妙。

海石

一名浮石。软坚，消老痰结核。

咸软坚，寒润下。色白体轻入肺，清其上源，止嗽止渴，通淋，化上焦老痰，消瘿瘤结核。多服，损人血气。水沫日久结成，海中者味咸，更良。

阳起石

重，补肾命。

咸温。补右肾命门，治阴痿精乏，子宫虚冷，腰膝冷痹，水肿癥瘕。命门火衰者，可暂用之。出齐州阳起山，云母根也。虽大雪遍境，此山独无。以云头雨脚鹭鸶毛，色白湿润者良。火煅，醋淬，七次，研粉，水飞；亦有用烧酒、樟脑升炼取粉者。桑螵蛸为使。恶泽泻、菌桂，畏菟丝子。忌羊血。

慈石

一名吸铁石。重，补肾。

辛咸。色黑属水，能引肺金之气入肾，补肾益精，除烦祛热。治羸弱周痹，骨节酸痛，恐怯怔忡，惊痫肿核，明目。重镇伤气，可暂用而不可久。色黑，能吸铁者真。火煅，醋淬，研末，水飞；或醋煮三日夜。柴胡为使。恶牡丹。

代赭石

重，镇虚逆。

苦寒。入肝与心包血分，除血热。治吐衄崩带，胎动产难，翻胃噎膈，哮呷有声，金疮长肉。煅红，醋淬，水飞。干姜为使。畏雄、附。

空青

重，明目。

甘酸而寒。益肝明目，通窍利水。产铜坑中，大块中空有水者良。

石胆

一名胆矾。宣，吐风痰；涩，敛咳逆。

酸涩辛寒，有小毒。入少阳胆经，性敛而能上行，涌吐风热痰涎，发散风木相火。治喉痹，咳逆，痉痫，崩淋。能杀虫，治牙虫疮毒阴蚀。产铜坑中，乃铜之精液，磨铁作铜色者真。形似空青，鸭嘴色为上。畏桂、白薇、辛夷、芫花。

矾石

重，燥，去寒积。

辛，大热，有毒。治坚癖痼冷，寒湿风痹。有苍、白数种，火烧但解散，不能脱其坚，置水不冻者真。恶羊血。

砒石

大燥，劫痰。

辛苦而酸。大热大毒，砒霜尤烈，专能燥痰。可作吐药，疗痰在胸膈，除哮截疟；外用蚀败肉，杀虫枯痔。出信州，衡州次之，锡之苗也。畏羊血、冷水、绿豆。

青礞石

重，泻，坠痰。

甘咸有毒。体重沉坠，色青入肝，制以硝石，能平肝下气，为治顽痰

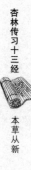

癖结之神药。气弱血虚者大忌。坚细青黑，中有白星点。硝石、礞石等分，打碎，拌匀，入砂锅，煅至硝尽，石色如金为度。如无金星者，不入药。研末，水飞，去硝毒。

花蕊石

一名花乳石。涩，止金疮血，化瘀。

酸涩气平。专入肝经血分，能化瘀血为水，止金疮出血，下死胎胞衣，大损阴血。出陕、华、代地。体坚色黄，研，水飞。

石燕

通，利窍，行湿热。

甘凉。利窍，行湿热。治诸般淋沥，月水湛浊，赤白带下，肠风痔瘘，眼目障翳。出零陵。或煮汁，或磨汁，或为末，水飞。

石蟹

重，泻，明目。

咸寒。治青盲目翳，天行热疾，解一切金石药毒。醋磨，敷痈肿。出南海，体质石也，而与蟹相似。细研，水飞。

以上石类。

食盐

泻热，润燥，补心，通二便，宜涌吐，为诸药引经。

咸甘辛寒。咸润下，故通大小便；咸走血而寒胜热，故治目赤痈肿，血热；咸补心，故治心虚；咸入肾而主骨，故坚筋骨，治骨病齿痛；咸润燥而辛泄肺，故治痰饮喘逆；咸软坚，故治结核积聚。又能涌吐醒酒，解毒杀虫，定痛止痒，洗目去风。凡痰嗽哮证，血病消渴，及水胀，俱大忌。或引痰生，或凝血脉，或助水邪，或损颜色，或伤筋力。故西北人不耐咸，少病多寿；东南人嗜咸，少寿多病。

戎盐

一名青盐。补肾，泻血热。

甘咸而寒。入肝肾，助水脏，平血热。治目痛赤涩，吐血溺血，齿舌出血，坚骨固齿，明目乌须。功同食盐而更胜之。出西羌，不假煎炼，方棱明莹，色青者良。

凝水石

泻热。

辛咸大寒。治时气热盛，口渴水肿。盐精渗入土中，年久结成，清莹有棱，入水即化，亦名寒水石。

元精石

泻热，救阴。

太阴之精，咸寒而降。治上盛下虚，救阴助阳，有扶危拯逆之功。出解、池、通、泰积盐处，咸卤所结，青白莹彻，片皆六棱者良。

朴硝、芒硝

大泻，润燥，软坚。

辛能润燥，咸能软坚，苦能下泄，大寒能除热。朴硝，酷涩，性急；芒硝，经炼，稍缓。能荡涤三焦肠胃实热，推陈致新。治阳强之病，伤寒疫痢，积聚结癖，留血停痰，黄疸淋闭，瘰疬疮肿，目赤障翳，通经堕胎。硝能柔五金，化七十二石为水。生于卤地，刮取，煎炼，在底者，为朴硝；在上者，为芒硝；有牙者，为马牙硝；置风日中，消尽水气，轻白如粉，为风化硝。大黄为使。

元明粉

泻热，润燥，软坚。

辛甘咸冷。去胃中实热，荡肠中宿垢，润燥破结，消肿明目。朴硝煎化，同莱菔煮，再同甘草煎，入罐炼，去其咸寒之性，阴中有阳，性稍和缓，用代朴硝。胃虚、无实热者，均为大戒。俱忌苦参。

硇砂

泻，消肉积。

咸苦，辛热，有毒。消食破瘀，治噎膈癥瘕，去目翳胬肉。热毒之性，能烂五金。《本草》称其"能化人心为血"，亦甚言不可轻用尔。出西戎。乃卤液结成，状如盐块，置冷湿处即化，白净者良。水飞过，醋煮干如霜，刮下用。

硼砂

泻，去痰热。

甘咸而凉。色白质轻，故除上焦胸膈之痰热，治喉痹口齿诸病；能柔五金而去垢腻，故治噎膈积块，结核，胬肉目翳，骨哽。证非有余，切勿轻用。出西番者，白如明矾；出南番者，黄如桃胶。能制汞，哑铜。

石硫黄

大燥，补阳，杀虫。

味酸有毒，大热纯阳，补命门真火不足。性虽热而疏利大肠，与燥涩者不同。若阳气暴绝，阴毒伤寒，久患寒泻，脾胃虚寒，命欲垂绝者，用之亦救危妙药也。治寒痹冷癖，足寒无力，老人虚秘，妇人阴蚀，小儿慢惊，暖精壮阳，杀虫疗疮，辟鬼魅，化五金，能干汞。用之得当，兼以制炼得宜，淫房断绝者能之；一有不当，贻祸匪轻。番舶者良。取色黄如石者，以莱菔剜空，入硫，合定，糠火煨熟，去其臭气，以紫背浮萍煮过，消其火毒，以皂荚汤淘其黑浆。一法：绢袋盛，酒煮三日夜。一法：入猪大肠，烂煮三时。畏细辛、醋、诸血。土硫黄，辛热腥臭，止可入疮药，不可服饵。

白矾

涩，燥湿，化痰。

酸咸而寒，性涩而收。燥湿追涎，化痰堕浊，解毒，除风杀虫，止血定痛，通大小便，蚀恶肉，生好肉，除痼热在骨髓。治惊痫黄疸，血痛喉痹，齿痛风眼，鼻中息肉，崩带脱肛，阴蚀阴挺，疔肿痈疽，瘰疬疮癣，虎犬、蛇虫咬伤。多服，损心肺，伤骨。取洁白光莹者用。生用解毒，煅用生肌。又法：以火煅地，洒水于上，取矾布地，以盘复之，四面灰拥，一日夜，矾飞盘上，扫收之，为矾精；未尽者，更如前法；再以醋化之，名矾华。七日可用，百日弥佳。甘草为使。畏麻黄，恶牡蛎。

绿矾

涩，燥湿，化痰。

酸涌，凉散，涩收。燥湿化痰，解毒杀虫，利小便，消食积，散喉痹。主治略同白矾。一名皂矾。深青莹洁者良。赤名绛矾，能入血分，伐肝木，燥脾湿。

硝石

辛苦微咸，大热毒烈。治伤冷霍乱吐利，心腹病痛，破积散坚。不宜轻服。又名火硝、焰硝。

以上卤石类。

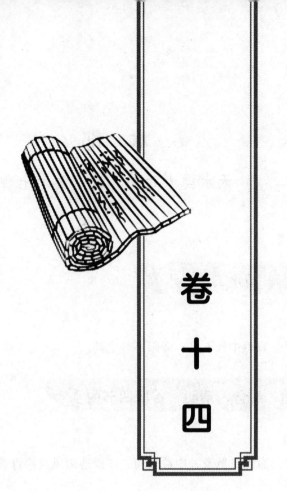

卷
十
四

水 部

天水类十六种　地水类十七种

立春、雨水二节内水

升阳。

甘平。宜煎中气不足、清阳不升之药。

惊蛰、春分、清明、谷雨四节内水

升阳。

甘平。宜煎发散及补中益气药。并浸造诸风及脾胃虚弱诸丹丸。

小满水

有毒。坏豆、麦、桑叶。造药，酿酒、醋，一应食物，皆易败坏。人饮之，亦生脾胃疾。

梅雨水

有毒，甚消伐。洗疮疥，灭瘢痕。入酱，易熟。

重午日午时水

解毒，杀虫。

宜造疟痢、疮疡、金疮、百虫、蛊毒诸丹丸。用此水煎杀祟药，其效尤神。

神水

消积，清热。

甘寒。治心腹积聚及虫病。和獭肝为丸服，又饮之，清热化痰，定惊安神。

立秋、处暑、白露、秋分四节内水

润肺。

宜煎整肃肺气之药。

寒露水

有毒。坏禾稻。人饮之，多致疾。与小满水同。

霜降水

泻热。

感天地肃杀之气，惟阳气有余者，宜用此煎药。

液雨水

杀虫，消积。

宜煎杀虫消积之药。

大雪、冬至、小寒、大寒及腊日水

泻热。

宜浸造滋补五脏及痰火、积聚、虫毒诸丹丸。并煮酿药酒。与雪水同功。

明水

一名方诸水。补阴。

甘寒。主治明目，定心止渴，去小儿烦热。

露水

润肺，解暑。

甘平。止消渴。宜煎润肺之药。秋露，造酒，最清洌。百花上露，令人好颜色。

霜

泻热。

甘寒。解酒热。治伤寒鼻塞，酒后诸热面赤。和蚌粉，敷暑月痱疮及腋下赤肿，立瘥。凡收霜，以鸡羽扫之瓶中，密封阴处，久而不坏。

腊雪

止瘟，泻热。

甘寒。治时行瘟疫，宜煎伤寒火喝之药，抹痱良。腊雪，密封阴处，数十年亦不坏。

冰

泻热。

甘寒。太阴之精，水极似土，变柔为刚，所谓物极反兼化也。伤寒阳毒，热甚昏迷者，以一块置膻中，良。解烧酒毒。

以上天水类。

潦水

甘平。宜煎调脾胃、去湿热之药。降注雨水为潦。

半天河水

甘微寒。治鬼疰狂邪恶毒，洗诸疮，主蛊毒，杀鬼精。恍惚妄语，与饮之，勿令知之。槐树间者，主诸风及恶疮、风瘙、疥癣。一名上池水。

流水

千里水、东流水、甘澜水，甘平。主五劳七伤，肾虚脾弱，阳盛阴虚，目不能瞑，及霍乱吐利，伤寒后欲作奔豚。

逆流水，性逆而倒上，治中风卒厥，头风疟疾，咽喉诸病，宜吐痰饮。

井泉水

补阴。

新汲者，疗病宜人，解热闷烦渴。平旦第一汲，为井华水，其功极广，凉能清热，甘可助阴，宜煎补阴药及气血痰火药。

醴泉

甘平。治心腹痛。疰忤鬼气邪秽之属，并就泉，空腹饮之。又止消渴反胃霍乱。亦以新汲者为佳。一名甘泉。

玉井水

甘平。久服神仙，令人体润，毛发不白。

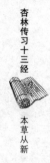

乳穴水

甘温。久服，肥健人，能食，体润不老。与钟乳同功。近乳穴处流出之泉也。

温泉

一名温汤。

辛热，微毒。治诸风筋骨挛缩，及肌皮顽痹、手足不遂、无眉、发疥癣，诸疾在皮肤骨节者。入浴，浴讫，当大虚惫，可随病与药及饮食补养。非有病人，不宜轻入。

阿井水

甘咸平。下膈，疏痰，止吐。阿井在兖州阳谷县，即古东阿县也。

山岩泉水

甘平。治霍乱，烦闷呕吐，腹空转筋，恐入腹，宜多服之。此山岩土石间所出泉，流为溪涧者也。

海水

咸微温，有小毒。煮浴，去风瘙癣。饮一合，吐下宿食胪胀。

地浆

一名土浆。泻热，解毒。

甘寒。治泄痢冷热赤白，腹内热毒绞痛；解一切鱼肉、菜果、药物、诸菌毒；及虫螆入腹，中喝卒死者。掘黄土地作坎，深三尺，以新汲水沃入，搅浊，少顷，取清用。

百沸汤

宣，助阳气。

助阳气，行经络。一名太和汤，一名麻沸汤。

生熟汤

一名阴阳水。宣，和阴阳。

调中消食。治霍乱吐泻，有神功。以新汲水、百沸汤合一盏，和匀。

齑水

涌吐。

酸咸。吐痰饮宿食，酸苦涌泄为阴也。此乃作黄齑菜水也。

甑气水

润，利肌肤。

以器盛取，沐头长发，令黑润。朝朝用梳摩小儿头，久觉有益。

铜壶滴漏水

通，能升能降。

性滑，上可至颠，下可至泉，宜煎四末之药。

以上地水类。

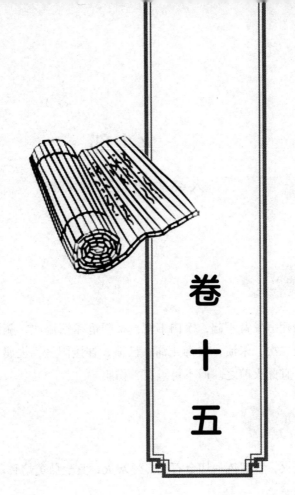

卷
十
五

火土部

火类十种　土类十种

桑柴火

主治痈疽发背不起，瘀肉不腐，及阴疮瘰疬流注，臁疮顽疮。燃火吹灭，日灸二次，未溃，拔毒止痛；已溃，补接阳气，去腐生肌。凡一切补药诸膏，宜此火煎之。但不可点艾，伤肌。

炭火

栎炭火，宜煅炼一切金石药。烰炭火，宜烹煎炙焙百药丸散。

芦火、竹火

宜煎一切滋补药。

灯火

治小儿惊风昏迷，搐搦窜视诸病。又治头风胀痛，视头额太阳络脉盛处，以灯心蘸麻油，点灯淬之，良。外痔肿痛者，亦淬之。油能去风解毒，火能通经也。小儿初生，因冒寒气欲绝者，勿断脐，急烘絮包之，将胎衣烘热，用灯炷于脐下，往来燎之，暖气入腹内，气回自苏。去风退赤，甚妙。

灯花

主治，敷金疮，止血生肉。小儿邪热在心，夜啼不止，以二三颗，灯心调，抹乳，吮之。

艾火

灸百病。若灸诸风冷疾，入石硫黄末少许，更妙。

神针火

通，祛风寒。

治心腹冷痛，风寒湿痹，附骨阴疽，凡在筋骨隐痛者，针之，火气直达痛所，甚效。

火针

通，祛风。

治风寒筋急，挛引痹痛，或瘫缓不仁者，针下疾出，急按孔穴则疼止，不按则疼甚。癥块结积冷病者，针下慢出，仍转动以发出污浊。痈疽发背，有脓无头者，针令脓溃，勿按孔穴。凡用火针，太深则伤经络，太浅则不能去病，要在消息得中，针后发热恶寒，此为中病。凡面上及夏月，湿热在两脚时，皆不可用此。火针，《素问》谓之燔针、焠针，张仲景谓之烧针，川蜀人谓之煨针。

燧火

太古燧人氏，上观下察，钻木取火，教民烹饪，使无疾病，用心至深切矣。木为火母，其性不燥；后世击石取火，其性燥烈。且今人多嗜烟酒，所以患燥火之证者甚多。

阳火、阴火

　　五行皆有阴阳，而火之阴阳为尤著，时珍曰：火者，有气而无质，其纲凡三，其目凡十有二。所谓三者，天火、地火、人火也；所谓十有二者，天之火四，地之火五，人之火三也。试申言之。天之阳火二：太阳，真火也；星精，飞火也。天之阴火二：龙火也，雷火也。地之阳火三：钻木之火也，击石之火也，戛金之火也。地之阴火二：石油之火也，水中之火也。人之阳火二：君火也，相火也。人之阴火一：失位之火也。合而言之，阳火七，阴火五，共十有二焉。诸阳火，遇草而焫，得木而燔，可以湿伏，可以水灭。诸阴火，不焚草木而流金石，得湿愈焰，遇水益炽，以水折之则光焰诣天，物穷方止；以火逐之，以灰扑之，则灼性自消，光焰自灭。故人之善反于身者，上体于天，而下验于物，则阳火、阴火，正治、从治之理，思过半矣。

　　此外又有萧丘之寒火，泽中之阳焰，野外之鬼磷，金银之精气，此皆似火而不能焚物者也。至于樟脑、猾髓，浓酒、积油，得热则火自生。南荒有厌火之民，食火之兽；西戎有食火之鸟。火鸦蝙蝠，能食火烟；火龟火鼠，生于火地。此皆五行物理之常，而乍闻者目为怪异，盖未深诣乎此理故尔。蔡九峰止言木火、石火、雷火、虫火、磷火，似未尽该也。

　　要之，火者，内阴而外阳，主乎动者也。故凡动皆属火，以名而言，形气相生，配于五行，故谓之君；以位而言，生于虚无，守位禀命，因其动而可见，故谓之相。天主生物，故恒于动；人有此生，亦恒于动。动者，皆相火之为也。是君相二火，天非此不能生物，人非此不能自生也。

　　然而东垣以火为元气之贼，与元气不两立，一胜则一负，何哉？周子曰：神发知矣。五性感物而万事出，有知之后，五者之性为物所感而动，即《内经》五火也。五性厥阳之火，与相火相煽，则妄动矣。火起于妄，变化莫测，煎熬真阴，阴虚则病，故曰：相火，元气之贼。周子又曰：圣人定之，以中正仁义而主静。朱子曰：必使道心常为一身之主，而人心每听命焉。夫人心听命，而又主之以静，则五火之动皆中节，相火惟有裨补造化，以为生生不息之运用尔，何贼之有？

　　以上火类。

白垩

燥湿，温水脏。

甘温。治男子水脏冷，女子子宫冷，卒暴咳嗽，风赤烂眼，反胃泻痢，痱子瘙痒，臁疮不干。即白墡土。

黄土

燥湿，解毒。

甘平。治泄痢冷热赤白，腹内热毒绞结痛，下血；又解诸药毒，中肉毒，合口椒毒，野菌毒。张司空言：三尺以上曰粪，三尺以下曰土。凡用，当去上恶物，勿令入客水。

伏龙肝

重，调中，止血，燥湿，消肿。

辛温。调中止血，去湿消肿。治咳逆反胃，吐衄崩带，尿血遗精，肠风痈肿，脐疮丹毒，催生下胎。功专去湿，无湿勿用。多年灶心黄土。

东壁土

甘温。治霍乱烦闷，泄痢温疟；疗下部疮，脱肛，小儿风脐；摩干、湿二癣。隐居曰：此屋之东壁上土也。常先见日，故尔。

墨

辛温。止血生肌。飞丝尘芒入目，浓磨点之。点鼻止衄，猪胆汁磨；涂诸痈肿，酒磨服。治胞胎不下。宗奭曰：墨，松之烟也。世有以粟草灰伪为者，不可用。惟松烟墨方可入药，陈久烟细者为佳，粗者不可用。

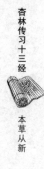
釜脐墨

一名釜煤。

辛温。治中恶蛊毒，吐血血晕，以酒或水温服二钱；亦涂金疮，止血生肌，消食积，舌肿喉痹口疮，阳毒发狂。

百草霜

轻，止血，消积。

辛温。止血消积，治诸血病，伤寒阳毒发狂，疸膈疟痢，咽喉口舌白秃诸疮。灶突上烟煤。

梁上尘

一名乌龙尾。轻，止血，消积。

辛苦微寒。治腹痛噎膈，中恶鼻衄，小儿软疮。消食积，止金疮血出，齿龈出血。时珍曰：凡用倒挂尘，烧令烟尽，筛取末，入药。

碱

泻，磨积，去垢。

辛苦涩温。消食磨积，去垢除痰。治反胃噎膈。点痣黡疣赘，发面浣衣多用之。取蓼蒿之属，浸晒烧灰，以原水淋汁，每百斤入粉面二三斤，则凝定如石。

孩儿茶

泻热，生津；涩，收湿。

苦涩微寒。清上膈热，化痰生津，止血收湿，定痛生肌。涂金疮口疮，阴疳痔肿。出南番。以细茶末纳竹筒，埋土中，日久取出，捣汁熬成，块小润泽者上，大而枯者次之。

以上土类。

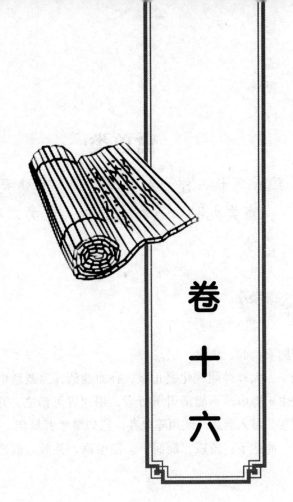

卷十六

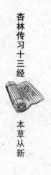
禽兽类

原禽类十一种　水禽类七种　林禽类三种
畜类九种　兽类十五种　鼠类二种

燕窝

大养肺阴；润，化痰。

甘淡平。大养肺阴，化痰止嗽，补而能清，为调理虚损痨瘵之圣药。一切病之由于肺虚，不能清肃下行者，用此皆可治之。开胃气，已劳痢，益小儿痘疹。可入煎药，须用陈久者，色如糙米者最佳。燕窝脚，功用相仿。性重，能达下；微咸，能润下。治噎膈，甚效。假燕窝，无边无毛，色白。

石燕

补阳，益精。

甘温。壮阳益气，暖腰膝，添精髓，润皮肤，缩小便，御风寒岚瘴，温疫气。一名土燕，似蝙蝠，口方，食石乳汁。

夜明砂

一名天鼠矢。泻，散血，明目。

辛寒。肝经血分药，活血消积。治目盲障翳，疟魃惊疳，干血气痛。同鳖甲烧烟，辟蚊。蝙蝠矢也。食蚊，砂皆蚊眼，故治目疾。淘净，焙。恶白薇、白蔹。

五灵脂

泻，行血；宣，止痛。

甘温纯阴，气味俱厚。入肝经血分，通利血脉，散血和血，血闭能通，经多能止。治血痹血积，血眼血痢，肠风崩中，诸血病，心腹气血一切诸痛；除风杀虫，化痰消积，疗惊疳疟疝，蛇蝎蜈蚣伤。血虚无瘀者，忌用。北地鸟名寒号虫矢也。色黑，气甚臊恶，糖心润泽者真。研末，酒飞，去砂石用。行血宜生，止血宜炒。恶人参。

雀

补阳，益精。

甘温。壮阳气，益精髓，暖腰膝，缩小便。治血崩带下。不可同李及诸肝食。妊妇食之，令子多淫。凡阴虚火盛者勿食，服白术人忌之。俗呼老而斑者为麻雀，小而黄口者为黄雀。头血，治雀盲。

雀卵

补阳，益精。

酸温。益精血，治男子阴痿不起，女子带下，便溺不利，除疝瘕。

白丁香

消积。

苦温，微毒。治疝瘕积胀痃癖，及目翳弩肉，痈疽疮疖，咽噤齿龋。阴人使雄，阳人使雌。腊月采得，去两畔附著者，钵中研细，以甘草水浸一宿，去水，焙干用。

鸽

一名鹁鸽。解毒。

咸平。解诸药毒，及人马久患疥。治恶疮风癣，白癜疬疡风。唯白色者入药。卵，解疮毒、痘毒。屎名左盘龙，消腹中痞块，瘰疬诸疮，疗破伤风，及阴毒垂死者。人马疥疮，炒研敷之。驴马和草饲之，消肿杀虫。

鸡

补虚，温中。

甘温。属巽属木，补虚温中。鸡冠居清高之分，其血乃精华所聚，雄而丹者属阳，故治中恶惊忤；本乎天者亲上，故涂口眼㖞斜。用老者，取其阳气充足也。能食百虫，故治蜈蚣、蚯蚓、蜘蛛咬毒。鸡子，甘平，镇心，安五脏，益气补血，清咽开音，散热定惊，止嗽止痢，安胎利产。多食，令人滞闷。哺鸡蛋壳，主伤寒劳复；研，敷下疳；麻油调，搽痘毒，神效。卵中白皮，主久咳结气。鸡肫皮，甘平性涩，鸡之脾也，能消水谷，除热止烦，通小肠、膀胱。治泻痢便数，遗溺溺血，崩带肠风，膈消反胃，小儿食疟。男用雌，女用雄。鸡屎白，微寒，下气消积，通利大小便，《内经》用治蛊胀。合米炒，治米癥；醋和，涂蚯蚓、蜈蚣咬毒。

乌骨鸡

补虚劳。

甘平。鸡属木而骨黑者属水，得水木之精气，故能益肝肾，退热补虚。治虚劳消渴，下痢噤口，带下崩中，肝肾血分之病。骨肉俱黑者良。舌黑者，骨肉俱黑。男用雌，女用雄。

雉

即野鸡。补气，止痢。

酸甘微寒。补中，益气力，止泄痢。治蚁瘘。

以上原禽类。

白鹤血

补虚，祛风。

咸平。益气力，补虚乏，去风益肺。

鹈鹕油

一名淘鹅油。通，资外敷。

咸温滑。涂痈肿，治风痹，透经络，通耳聋。剥取其脂，熬化掠取，就以其嗉盛之，则不渗漏，他物即透走也。

鹅

甘温有毒。发风，发疮。火熏者尤毒。鹅血，愈噎膈反胃。鹅卵，甘温，补中益气。多食，发痼疾。

鹜

即鸭。补阴。

甘平微咸。入肺肾血分，补阴除热，止嗽利水。治热痢，化虚痰。鸭有数种，惟毛白而乌嘴凤头者，为虚劳圣药。白属西金，黑属北水，故葛可久治痨有白凤膏。老者良。热血，解金银、丹石、砒霜诸毒，及中恶、溺死者，涂蚯蚓咬疮。卵，甘寒咸，除心腹膈热，多食损人。头，通利小便，治水肿。脑，取涂冻疮良。

凫

即野鸭。补气。

甘凉。补中益气，平胃消食。治水肿及热毒风，疗恶疮疖，杀脏腑一切虫。《日华》曰：不可合胡桃、木耳、豆豉食。

油鸭

补气。

甘平。补中益气。一名刁鸭，似野鸭而小，苍白文，多脂。冬月取之，五味炙食，甚美。膏，滴耳，治聋。

鹭鸶

补气。

咸平。益脾补气，治虚瘦。一名白鹭。

以上水禽类。

斑鸠

补气。

甘平。益气，助阴阳，明目愈噎。性悫孝，而拙于为巢。血，热饮，治蛊。

鹊

泻热，通淋。

甘寒。消结热。治消渴，通淋去风，及大小肠涩，并四肢烦热，胸膈痰结。入药用雄。

以上林禽类。

猪

肉，补肉。

水畜，咸寒。疗肾气虚竭，狂病久不愈。其味隽永，食之润肠胃，生精液，丰肌体，泽皮肤。其性阴寒，阳事弱者勿食；能生湿痰，易招风热，伤风寒及病初起人，尤为大忌。心血，用作补心药之向导，盖取以心归心，以血导血之意。肝，入肝，诸血药用为向导。肚，入胃，健脾。肺，补肺，治肺虚咳嗽。肾，咸冷而通肾，治腰痛耳聋。肠，入大肠，治肠风血痔。胆汁，苦入心，寒胜热，滑润燥，泻肝胆之火，明目疗疳；醋和灌谷道，治大便不通。脑，治头风，损男子阳道。胰，治遗溺疝气。脂膏，润燥利肠，散风解毒，杀虫滑产。脊髓，补虚劳之脊痛，益骨髓以除蒸。蹄，煮汤，通乳汁，洗败疮。悬蹄甲，治寒热痰喘，痘疮入目，五痔肠痈。尾血，和龙脑香，治痘疮倒靥。猪肉，反乌梅、桔梗、黄连。

狗

补虚寒。

酸而咸温。暖脾益胃，脾胃暖则腰肾受荫矣。补虚寒，助阳事。狗宝，专攻翻胃，善理疔疽。屎中粟米，起痘，治噎。屎中骨，治寒热，小儿惊痫。气壮多火，阳事易举者，忌之。妊妇食之，令子无声。热病后食之，杀人。道家以犬为地厌，忌食。黄犬益脾，黑犬补肾，他色者不宜用也。反商陆，畏杏仁，恶蒜。

羊

补虚劳。

甘热。属火，补虚劳，益气力，壮阳道，开胃健力，通气发疮。羊食毒草，凡疮家及痼疾者，食之即发，宜忌之。青羊肝，色青，补肝而明目。胆，苦寒，点风泪眼，赤障白翳。肺，通肺气，止咳嗽，利小便。肾，益精助阳。胲，除翻胃。角，明目杀虫。血，主产后血晕闷绝，生饮一杯，即活；中金银、丹石、砒硫一切诸毒，生饮即解。乳，补肺肾，润胃脘大肠之燥，治反胃消渴，口疮舌肿，蜘蛛咬伤。胫骨，入肾而补骨，烧灰，擦牙良。肉、肝，青羖羊良。胆，青羯羊良。乳，白羖羊良。反半夏、菖蒲。忌铜器及醋。

牛

补脾土。

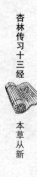

甘温。属土，安中补脾，益气止渴。乳，味甘微寒，润肠胃，解热毒，补虚劳，治反胃噎膈。乳饼，一名乳腐，力稍逊之。酥酪、醍醐，皆牛羊乳所作，滋润滑泽，宜于血热枯燥之人。白水牛喉，治反胃吐食，肠结不通。髓，补中，填骨髓，久服增年。筋，补肝强筋，益气力，续绝伤。老病及自死之牛，服之损人。

牛黄

泻热，利痰，凉惊。

甘凉。清心解热，利痰凉惊，通窍辟邪。治中风入脏，惊痫口噤，小儿胎毒，痰热诸病，发痘堕胎。东垣曰：牛黄入肝治筋，中风入脏者，用以入骨追风；若中腑中经者误用之，反引风入骨，如油入面，莫之能出。牛有黄，必多吼唤，以盆水承之，伺其吐出，迫喝即堕水，名生黄，如鸡子黄大，重叠可揭，轻虚气香者良。杀死，角中得者，名角黄；心中者，名心黄；肝胆中者，名肝胆黄。成块成粒，总不及生者。但磨指甲上，黄透指甲者为真。产陕西者最胜，广中者力薄。得牡丹、菖蒲良。人参为使。恶常山、地黄、龙胆、龙骨。

黄明胶

即牛皮胶。补阴。

甘平。补阴，治诸血证及痈疽，润燥，通大便。制作须精。今市中胶物之胶，不堪用。

阿胶

平补而润。

甘平。清肺养肝，滋肾补阴，止血去瘀，除风化痰，润燥定喘，利大小肠。治虚劳咳嗽，肺痿吐脓，吐血衄血，血淋血痔，肠风下痢，腰酸骨痛，血痛血枯，经水不调，崩带胎动；及一切风病，痈疽肿毒。胃弱作呕吐，脾虚食不消者，均忌。用黑驴皮，阿井水煎成，以黑光带绿色，炖之易化，清而不腻并不臭者良。蛤粉炒，蒲黄炒，酒化，水化，童便和用。

得火良。山药为使。畏大黄。

驴溺

泻，杀虫。

辛寒。杀虫。治反胃噎膈。肉，甘凉，补血益气，治远年劳损；煮汁，空心饮，疗痔引虫。

白马溺

泻，杀虫，消癥。

辛寒。杀虫，破癥积。治反胃。马肉，辛苦冷，有毒，不宜食；煮汁，洗头疮、白秃良。

以上畜类。

虎骨

宣，去风，健骨。

辛温。属金而制木，故啸则风生，追风健骨，定痛辟邪。治风痹拘挛疼痛，惊悸癫痫，犬咬骨哽。以头骨、胫骨良。肚，治反胃。睛，为散，竹沥下，治小儿惊痫夜啼。爪，主辟邪杀鬼。肉，酸平，益气力，止多唾，疗恶心欲呕，治疟，辟三十六种精魅。入山，虎见，畏之。

象皮

外用，敛金疮，长肌肉。

象肉臃肿，以刀刺之，半日即合。治金疮不合者，用其皮灰，亦可熬膏入散，为合金疮之要药，长肌肉之神丹。

犀角

泻心胃大热。

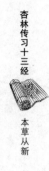

苦酸咸寒。凉心泻肝，清胃中大热，祛风利痰，辟邪解毒。治伤寒时疫，发黄发斑，吐血下血，畜血发狂，痘疮黑陷，消痈化脓，定惊明目。大寒之性，非大热者不敢轻服；妊妇服之，能消胎气。乌而光润者良，角尖尤胜。现成器物，多被蒸煮，不堪入药。入汤剂，磨汁用；入丸散，锉细，纸裹，纳怀中，待热，捣之，立碎。升麻为使。忌盐。

熊胆

泻热。

苦寒。凉心，平肝，明目，杀虫。治惊痫、五痔。实热则宜，虚家当戒。通明者佳。肉，补虚羸。掌，御风寒，又益气力。

羚羊角

泻心肝火。

苦咸寒。羊属火，而羚羊属木，入足厥阴、手太阴、少阴经。目为肝窍，清肝，故明目去障；肝主风，其合在筋，祛风舒筋，故治惊痫搐搦，骨痛筋挛；肝藏魂，心主神明，泻心肝邪热，故治狂越僻谬，梦魇惊骇；肝主血，散血，故治瘀滞恶血，血痢肿毒；相火寄于肝胆，在志为怒，下气降火，故治伤寒伏热，烦满气逆，食噎不通；羚之性灵，而精在角，故又辟邪而解诸毒。性寒，能伐生生之气，无火热勿用。出西地，似羊而大，角有节，最坚劲，能碎金刚石与貘骨，夜宿防患，以角挂树而栖。明亮而尖不黑者良，多两角，一角者更胜。锉，研极细，或磨用。

鹿茸

大补阳，添精血。

甘咸温。添精补髓，暖肾助阳，健骨生齿。治腰肾虚冷，四肢酸痛，头眩眼黑，一切虚损劳伤，小儿痘疮干回。鹿角初生，长二三寸，分歧如鞍，红如玛瑙，破之如朽木者良。酥涂，灼去毛，微炙，亦有酒炙者。不可嗅之，有虫恐入鼻颡。

鹿角

咸温。生用则散热，行血消肿，辟邪，治梦与鬼交；熬膏，炼霜，则专滋补，益肾生精血，强骨壮腰膝。鹿腠，鹿相交之精也，设法取之，大补虚劳。鹿筋，主劳损续绝。鹿肉，甘温补中，强五脏，通脉，益气力。按：上焦有痰热，胃家有火，吐血，属阴衰火盛者，俱忌。造胶、霜法：取新角，寸截，河水浸七日，刮净，桑火煮七日，入醋少许，取角，捣成霜；用其汁，加无灰酒，熬成胶用。畏大黄。麋茸、麋角，功用与鹿相仿，而温性差减。鹿角坚而麋角松，鹿角小而麋角大，鹿角单而麋角双。皮作靴袜，除脚气。

麝香

宣，通窍。

辛温香窜。开经络，通诸窍，透肌骨。治卒中诸风、诸气、诸血、诸痛，痰厥惊痫，癥瘕瘴疟，鼻塞耳聋，目翳阴冷，辟邪解毒，杀虫堕胎；坏果败酒，治果积、酒积。走窜飞扬，内透骨髓，外彻皮毛。东垣云：搜骨髓之风，若在肌肉者，误用之，反引风入骨。丹溪云：五脏之风，忌用麝香以泻卫气。故证属虚者，概勿施用；必不得已，亦宜少用。劳怯人及孕妇，不宜佩带。研用。凡使用当门子，尤妙。忌蒜。不可近鼻，防虫入脑。

猫胞

甘酸温。治反胃吐食。尿，治蜒蚰诸虫入耳，滴入即出。肉，治劳疰、鼠瘘、蛊毒。涎，治瘰疬。

猪獾

古名貒。

甘酸平。长肌肉。治上气虚乏，咳逆劳热，水胀久不瘥，下痢赤白久不瘥。

狗獾

一名天狗。

甘酸平。补中益气，宜人。小儿疳瘦，杀蛔虫，宜啖之。功与貒同。

兔屎

一名明月砂。宣，明目，杀虫。

辛平。杀虫明目。治劳瘵五疳，痘后生翳。肝，泻肝热，故能明目。肉，凉血，解热毒，利大肠。妊妇忌之。脑，涂冻疮。

獭肝

杀虫。治传尸劳。

甘咸而温。止嗽杀虫。治传尸鬼疰，有神功。肉，甘咸寒，治骨蒸热劳，血脉不行，营卫虚满，及女子经络不通，血热，大小肠秘，疗疫气温病，及牛马时行病。不宜多食，消男子阳气。

膃肭脐

一名海马肾。补阳，固精。

咸热。治阴痿精寒，鬼交尸疰。阳事易举，骨蒸劳嗽者，忌用。两重薄皮裹丸核，皮上有肉黄毛，一穴三茎，收之器中，年年湿润如新，或置睡犬头上，惊狂跳跃者，真也。用酒浸一日，纸裹，炙香，锉捣；或于银器中，以酒煎熟，合药。

以上兽类。

猳鼠矢

宣，调阴阳。

甘微寒。治伤寒劳复发热，男子阴易腹痛。两头尖者，为雄鼠矢。胆，明目，汁滴耳中，治老聋。肉，治儿疳鼠瘘，蛇骨刺人。

猬皮

泻，凉血。

苦平。治胃逆，肠风泻血五痔，阴肿。煅黑，存性。肉，甘平，理胃气，治反胃，令人能食，煮汁饮。

又主瘘。脂，滴耳，治聋。胆，点痘后风眼。似鼠而圆大，褐色攒毛，外刺如栗房。

以上鼠类。

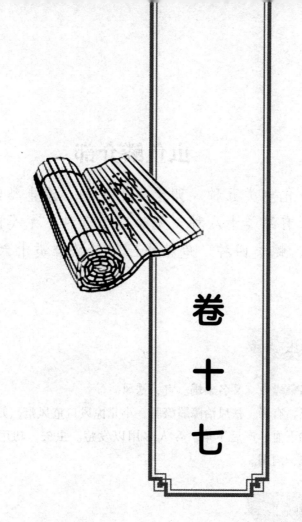

卷十七

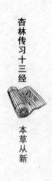
虫鱼鳞介部

化生类五种　卵生类十一种　湿生类四种
有鳞类十八种　无鳞类十五种　龙类四种
蛇类四种　龟鳖类三种　蛤蚌类十六种

桑虫

古名桑蠹虫，又名桑蝎。宣，祛风。

甘温，有毒。祛风治障翳瘀肿，小儿惊风口疮风痹，妇人崩中漏下赤白，堕胎下血，产后下痢。今人多用以发痘。虫矢，功用略同。俱烧存性，研末，酒调。

蝉蜕

轻，散风热。

土木余气所化，吸风饮露，其气清虚，而味甘寒，故除风热；其体轻浮，故发痘疹；其性善蜕，故退目翳，催生下胞；其蜕为壳，故治皮肤疮疡瘾疹；其声清亮，故治中风失音；又昼鸣夜息，故止小儿夜啼。蚱蝉，治小儿惊痫夜啼，杀疳去热，出胎下胞。蝉类甚多，惟大而色黑者入药。洗去泥土、翅、足，浆水煮，晒干。

蝼蛄

通，行水。

咸寒，有毒。通便而二阴皆利，逐水而十种俱平。贴瘰疬颇效，化骨哽殊灵。治水甚效，但其性急，虚人戒之。去翅、足，炒。

蛋虫

一名地鳖虫。泻，破血。

咸寒，有毒。去血积，搜剔极周，主折伤，补接至妙。煎含而木舌冰消，水服而乳浆立至。虚人有瘀，斟酌用之。畏皂荚、菖蒲。

虻虫

一名蜚虫。泻，破血。

苦寒，有毒。攻血遍行经络，堕胎只在须臾。非气足之人，实有畜血者，勿轻与。去足、翅，炒。恶麻黄。

以上化生类。

蜂蜜

俗名蜂糖。生岩石者，名岩蜜，亦名石蜜。补中，润燥，滑肠。

采百花之精英，合露气以酿成。生，性凉，能清热；熟，性温，能补中。甘而和，故能解毒；柔而滑，故能润燥。甘缓可以去急，故止心腹肌肉疮疡诸痛；甘缓可以和中，故能调营卫，通三焦，安五脏，和百药，而与甘草同功。止嗽治痢，明目悦颜。同薤白捣，涂汤火伤；煎炼成胶，通大便秘。大肠虚滑者，虽熟蜜，亦在禁例；酸者食之，令人心烦；同葱食，害人；食蜜饱后，不可食鲊，令人暴亡。白如膏者良。用银石器，每蜜一斤，入水四两，桑火慢熬，掠去浮沫，至滴水成珠用。黄蜡，甘淡而涩，微温，止痛生肌，疗下痢，续绝伤。

露蜂房

宣，解毒，杀虫。

甘平，有毒。治惊痫瘛疭，附骨痈疽，根在脏腑；涂瘰疬成瘘，止风虫牙痛，敷小儿重舌。其用以毒攻毒，痈疽溃后禁之。取露天树上者。

虫白蜡

生肌长肉。

甘温。生肌止血，定痛补虚，续筋接骨。虫食冬青树汁，久而化为白脂，粘敷树枝，至秋刮取，以水煮溶，滤置冷水中，则凝聚成块。

五倍子

一名文蛤。涩，敛肺。

酸涩能敛肺，咸寒能降火，生津化痰，止嗽止血，敛汗，解酒。疗消渴泄痢，疮癣五痔，下血脱肛，脓水湿烂，子肠坠下。散热毒，消目肿，敛疮口。其色黑，能染须。嗽由外感，泻非虚脱者，禁用。生盐肤木上，乃小虫食汁，遗种结球于叶间，壳轻脆而中虚，可以染皂。或生，或炒，捣末用。百药煎，功与五倍子不异，但经造酿，其体轻虚，其性浮收，且味带余甘。治上焦心肺咳嗽、痰饮、热渴诸病，含噙尤为相宜。用五倍子，为粗末，每一斤，以真茶一两，煎浓汁，入酵糟四两，擂烂，拌和，器盛，置糠缸中罨之，待发起如发面状，即成矣，捏作饼丸，晒干。

桑螵蛸

补肾。

甘咸平。入肝肾命门，益精气而固肾。治虚损阴痿，梦遗白浊，血崩腰痛，伤中疝瘕，通五淋，缩小便。炙，饲小儿，止夜尿。螳螂卵也，须用桑树上者。炙黄，或醋煮，汤泡，煨用；或蒸透，再焙。畏旋复花。螳螂，能出箭簇，又治惊风。

白僵蚕

轻，宣，去风，化痰。

咸辛平，僵而不腐，得清化之气，故能治风化痰，散结行经。其气味俱薄，轻浮而升，入肺、肝、胃三经。治中风失音，头风齿痛，喉痹咽肿，丹毒瘙痒，瘰疬结核，痰疟血病，崩中带下，小儿惊疳，肤如鳞甲，下乳汁，灭瘢痕。诸证由于血虚，而无风寒客邪者，勿用。以头蚕色白条直者良。糯米泔浸一日，待桑涎浮出，焙干，去丝及黑口，捣用。恶草薢、桔梗、茯苓、桑螵蛸。

蚕蛹

炒食，治风及劳瘦；为末，饮服，治小儿疳瘦，长肌肉，退热，除蛔虫；煎汁饮，止消渴；研敷疮恶疮。蚕茧，甘温，能泻膀胱相火，引清气上朝于口，止消渴。痈疽无头者，烧灰酒服。

原蚕砂

燥湿，去风。

蚕食而不饮，属火性燥，燥能去风胜湿；其砂辛甘而温，炒黄，浸酒，治风湿为病，支节不随，皮肤顽痹，腰脚冷痛，冷血瘀血。炒热，熨患处，亦良。麻油调敷，治烂弦风眼。二蚕矢也。淘净，晒干。原雄蚕蛾，气热性淫，主固精强阳。

斑猫

一名斑蝥。大泻，以毒攻毒。

辛寒，有毒。外用，蚀死肌，敷疥癣恶疮；内用，破石淋，拔瘰疬疔肿，下猘犬毒，溃肉，堕胎。豆叶上虫，黄黑斑纹。去头、足，糯米炒熟，生用则吐泻人；亦有用米取气不取质者。畏丹参、巴豆。恶豆花、甘草。

蝎

宣，去风。

甘辛，有毒。色青属木，故治诸风眩掉，惊痫搐掣，口眼㖞斜，疟疾风疮，耳聋带疝，厥阴风木之病。似中风及小儿慢脾风，病属于虚者，法咸禁之。全用，谓之全蝎，去足，焙；尾，名蝎梢，其力尤紧。紧小者良。

水蛭

即蚂蟥。泻，破血。

咸苦平，有毒。治恶血积聚，染须极效，赤白丹肿，肿毒初生。炒枯黄。畏石灰、盐。

粪蛆

一名五谷虫。泻热，疗疳。

寒。治热病谵妄，毒痢作吐，小儿疳积疳疮。漂净，晒干，或炒，或煅为末。

以上卵生类。

蟾蜍

一名癞虾蟆。泻，疗疳，拔毒。

蟾土精而应月魄。辛凉，微毒。入阳明胃，退虚热，行湿气，杀虫。治疮疽发背，小儿劳瘦疳疾。蟾酥，辛温，有毒。治发背疔肿，小儿疳疾脑疳。头，功同蟾蜍。

田鸡

一名蛙。解热毒，利水。

甘寒。解劳热热毒，利水消肿。馔食，调疳瘦，补虚损，尤宜产妇；捣汁服，治虾蟆瘟病；烧灰，涂月蚀疮。

蜈蚣

宣，去风。

辛温，有毒。入厥阴肝经，善走能散。治脐风撮口，惊痫瘰疬，蛇癥疮甲，杀虫堕胎。取赤足黑头者，火炙，去头、足、尾、甲，将薄荷叶火煨用。畏蜘蛛、蜒蚰、鸡屎、桑皮、盐。

白颈蚯蚓

泻热，行水。

蚓土德而星应轸水。味咸寒，故能清热；性下行，故能利水。治温病大热狂言，大腹黄疸，肾风脚气。治大热，井水调下。入药，或晒干为末，或盐化为水，或微炙，或烧灰。蚯蚓泥，甘寒，泻热解毒。治赤白久痢，敷小儿阴囊热肿，肿腮丹毒。

以上湿生类。

鲤鱼

通，行水。

甘平。下水气，利小便。治咳逆上气，脚气黄疸，妊娠水肿。骨，烧灰，疗鱼骨哽。胆，苦寒，益志明目。作羹，治崩漏痔瘘。

鲢鱼

温中。

甘温。温中益气。多食，令人热中发渴。又发疮疥。

鲩鱼

俗名草鱼。暖胃。

甘温。暖胃和中。

青鱼胆

泻热，治目疾。

苦寒。泻热，治目疾。点眼，消赤肿障翳；含咽，吐喉痹痰涎；涂火热疮，疗鱼骨哽。腊月收，阴干。肉，甘平，益气力，治脚气，脚弱烦闷。

勒鱼

开胃，暖中。

甘平。开胃暖中。作鲞尤良。鱼腹有硬刺勒人，故名。

鲈鱼

补，利水。

甘平，有小毒。补五脏，益筋骨，和肠胃。治水气，作鲊尤良。曝干，甚香美。一名四鳃鱼。出吴中。

白鱼

补，利水。

甘平。开胃下气，去水气，令人肥健。或腌，或糟藏，皆可食。一名鲦鱼。

鳜鱼

补劳，杀虫。

甘平。补虚劳，益脾胃，去瘀，杀虫。

鰔鱼

温中，止呕。

甘平。食之已呕，暖中益胃。一名鳓鱼。

嘉鱼

补肾，治劳。

甘温。治肾虚消渴，劳瘦虚损。一名鮇鱼，一名丙穴鱼。

鲻鱼

开胃。

甘平。开胃，利五脏，肥健人。与百药无忌。

石首鱼

补，调胃。

甘平。开胃益气。白鲞，主中恶，消宿食；炙食，能消瓜成水，治暴下痢，及卒腹胀不消。鱼鳔，暖精种子。首中有石，故名。又名江鱼、黄花鱼。

鲥鱼

补虚劳。

甘平。补虚劳。

鲳鱼

补益气力。

甘平。益气力，令人肥健。

鲫鱼

补土，和胃。

甘温。诸鱼属火，独鲫属土，土能制水，故有和胃、实肠、行水之功。忌麦冬、芥菜、沙糖、猪肝。子，调中，益肝气。

鲂鱼

一名鳊鱼。调胃，利肠。

甘温。调胃气，利五脏。和芥食之，能助肺气，去胃风，消谷。作鲊食之，助脾气，令人能食。作羹臛食，宜人。疳痢人，勿食。

鲙残鱼

一名银鱼。

甘平。作羹食，宽中健胃。

金鱼

甘咸平。治久痢及噤口痢。

以上有鳞类。

鳢鱼

通，利水，祛风。

甘寒。祛风下水，疗五痔。治湿痹，利大小肠。治妊娠有水气。胆，凡胆皆苦，独鳢鱼带甘，喉痹将死者，点入即瘥；病深者，水调灌之。俗名乌鱼，即七星鱼。

鳗鲡

补虚，杀虫。

甘平。去风杀虫。治骨蒸劳瘵，湿痹风瘙，阴户蚀痒，补虚损。其骨烧烟，蚊化为水；熏竹木，辟蛀虫；置衣箱，辟诸蠹。海鳗鲡，功用相同。血，疮疹入眼，以少许点之。

鳝鱼

宣，去风。

甘大温。补五脏，除风湿。尾血，疗口眼㖞斜；滴耳，治耳痛；滴鼻，治鼻衄；点目，治痘后生翳。头，治百虫入耳。

鳅鱼

俗名泥鳅。调中，益气。

甘平。暖中益气，醒酒，解消渴。同米粉煮羹食，调中收痔；煮食，疗阳事不起。

海螵蛸

一名乌贼骨。宣，通血脉，祛寒湿。

咸走血，温和血，入肝肾血分，通血脉，祛寒湿。治血枯，止吐衄、肠风、崩漏；涩久虚泻痢，腹痛环脐，阴蚀肿痛，疟证疰虫，目翳泪出，聤耳出脓，厥阴、少阴经病。肉，酸平，益气，强志，益人，通月经。出东海，亦名墨鱼。取骨，鱼卤浸，炙黄。恶附子、白芨、白蔹。能淡盐。

海蛇

泻，消积血。

咸平。治妇人劳损，积血，带下，小儿风疾，丹毒，汤火伤。

虾

补阳。

甘温。托痘疮，下乳汁，吐风痰，壮阳道。

海虾

补风，杀虫。

甘咸平。治飞尸蛔虫，口中甘蛋，龋齿头疮；去疥癣，风痒，湿痒；疗山蚊子入人肉，初食疮发则愈。同猪肉食，令人多唾。

海马

补，温肾。

甘温。暖水脏，壮阳道，消瘕块。治疔疮肿毒，妇人产难，及血气痛。

河豚

补虚。

甘温，有大毒。补虚，去湿气，理腰脚，去痔疾，杀虫，伏硇砂。肝及子，尤毒。

带鱼

补脏。

甘温。补五脏，去风，杀虫。作鲞尤良。

鲨鱼翅

补肺。

甘平。补五脏，尤有益于肺脏，清金滋阴，补而不滞。味甚美，食品珍之。肉亦肥美，补五脏，甚益人。一名鲛鱼。

鲟鱼

补虚，益气。

甘平，有小毒。补虚益气，令人肥健。煮汁饮，治血淋。一名王鲔。

鲟鳇鱼

利五脏。

甘平，有小毒。利五脏，肥美人。

海参

补肾。

甘咸温。补肾益精，壮阳疗痿。辽海产者良。有刺者名刺参，无刺者名光参。

以上无鳞类。

龙骨

涩精，回阳，镇惊。

甘涩平。入手足少阴、手阳明、足厥阴，能收敛浮越之正气，涩肠益肾，安魂镇惊，辟邪解毒。治多梦纷纭，惊痫疟痢，吐衄崩带，滑精脱肛，大小肠利，固精止汗，定喘敛疮，皆涩以止脱之义。白地锦纹，舐之粘舌者良。酒浸一宿，水飞三度；或酒煮，酥炙，火煅。忌鱼及铁。畏石膏、川椒。得人参、牛黄良。龙角，辟邪，治心病。龙齿，涩平，镇心安魂，治大人惊痫癫疾，小儿五惊十二痫。修治同龙骨。

鲮鲤

一名穿山甲。宣，通经络。

咸寒，有毒。善窜，专能行散，通经络，达病所，入厥阴、阳明。治风湿冷痹，通经下乳，消肿溃痈，止痛排脓，和伤发痘。风疟疮科，须为要药。以其食蚁，又治蚁瘘。性猛，用宜斟酌。痈疽已溃，痘疮挟虚，大忌。如鼍而小，似鲤有足。尾甲，力更胜。或生，或烧，酥炙，醋炙，童便炙，油煎，土炒。

蛤蚧

补肺，润肾，定喘，止嗽。

咸温。补肺润胃，益精助阳。治渴通淋，定喘止嗽。肺痿咯血，气虚血竭者宜之；咳嗽由风寒外邪者勿用。出广南。首如蟾蜍，背绿色斑点如锦纹。雄为蛤，皮粗，口大，身小，尾粗；雌为蚧，皮细，口尖，身大，尾小。雌雄相呼，屡日乃交，两两相抱，捕者擘之，虽死不开，房术用之，甚效。不论牝牡者，只可入杂药。口含少许，奔走不喘者真。药力在尾。凡使，去头、足，洗去鳞内砂土及肉毛，酥炙，或蜜炙，或酒浸焙。

以上龙类。

蛇蜕

轻，宣，去风毒。

甘咸。性灵而能辟恶，故治鬼魅蛊毒；性窜而善去风，故治惊痫风疟，重舌喉风；性毒而能杀虫，故治疥癣恶疮，疔肿痔漏；属皮而性善蜕，故治皮肤疮疡，产难目翳。用白色如银者。皂荚水洗净，或酒，或醋，或蜜浸，炙黄，或烧存性，或盐泥固，煅。

蚺蛇胆

泻热，明目，护心。

蚺禀己土之气，胆属甲乙风木，气寒，有小毒，其味苦而带甘。凉血明目，疗疳杀虫，主厥阴、太阴病。肉极腴美，主治略同。取胆粟许，置水上，旋行极速者真。

白花蛇

宣，祛风湿。

甘咸温，有毒。蛇善行数蜕，如风之善行数变；花蛇又食石楠，故能内走脏腑，外彻皮肤，透骨搜风，截惊定搐。治风湿瘫痪，大风疥癞。走窜，有毒，唯真有风者宜之。若类中风属虚者，大忌。凡服蛇酒药，切忌见风。出蕲州，龙头虎口，黑质白花，胁有二十方胜纹，腹有念珠斑，尾有佛指甲，虽死而眼光不枯。他产则否。头、尾尤毒，各去三寸；亦有单用头、尾者。酒浸三日，去尽皮、骨，大蛇一条只得净肉四两，得火良。头，治癜风毒癞。

乌梢蛇

宣，祛风湿。

功用同白花蛇，无毒而力浅。性善，不噬物，眼光至死不枯。以尾细能穿百钱者佳，重七钱至一两者上，十两至一镒者中，大者力减。去头与皮、骨，酒煮，或酥炙。

以上蛇类。

龟板

补肾阴。

咸寒至阴，属金与水，补心资智，益肾滋阴。治阴血不足，劳热骨蒸，腰脚酸痛，久泻久痢，久嗽疟疾，癥瘕崩漏，五痔产难，阴虚血弱之证。虽肾虚而无热者，勿用。大者力胜。酥炙，或酒炙，醋炙，猪脂炙，煅灰用。洗净，捶碎，水浸三日，用桑柴熬胶，补阴之力更胜。恶沙参。龟尿，走窍，透骨，染须发。治哑聋，龟胸龟背。

鳖甲

补阴，退热。

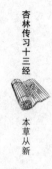

咸寒属阴，色青入肝。治劳瘦骨蒸，往来寒热，温疟疟母，腰痛胁坚，血瘕痔核，经阻产难，肠痈疮肿，惊痫斑痘，厥阴血分之病。肝无热者忌。色绿，九肋，重七两者为上。醋炙。若治劳，童便炙。亦可熬膏。鳖肉，凉血补阴，亦治疟痢。冷而难消，脾虚者大忌。恶矾石。忌苋菜、鸡子。

蟹

泻，散血。

咸寒，有小毒。除热解结，散血通经，续筋骨，涂漆疮。性寒伤中，败胃动风，大伤阴血；孕妇食之，令儿横生。蟹爪，堕胎。

以上龟鳖类。

牡蛎

涩肠，补水，软坚。

咸以软坚化痰，消瘰疬结核，老血瘕疝；涩以收脱，治遗精崩带，止嗽敛汗，固大小肠；微寒以清热补水，治虚劳烦热，温疟赤痢，利湿止渴。为肝肾血分之药。虚而热者宜之，有寒者禁与。海气化成，潜伏不动。盐水煮一伏时，煅粉，亦有生用者。贝母为使。恶吴萸、细辛、麻黄，得蛇床、远志、牛膝、甘草良。肉名蛎黄。

蛤粉

涩。

与牡蛎同功。蛤蜊肉，咸冷，止渴解酒。文蛤，背有花纹，兼能除烦渴，利小便，治口鼻中蚀疳。

蚌粉

清湿热。

咸寒。解热燥湿，化痰消积，明目疗疳。治反胃，心胸痰饮；除湿肿水嗽，止痢并呕逆；涂痈肿，搽阴疮，湿疮，痱痒。肉，咸冷，除热止渴，去湿解酒，明目去赤。治下血血崩，带下痔瘘。蚬粉、蚬肉，与蚌同功。

真珠

泻热，定惊。

甘咸寒。感月而胎，水精所蕴，水能制火，入心、肝二经。镇心安魂，坠痰拔毒，收口生肌。治惊热痘疔，下死胎胞衣；点目，去翳膜；绵裹，塞耳，治聋。病不由火热者，忌之。取新洁未经钻缀者，乳浸三日，研粉极细，如飞面。

石决明

泻肝热，明目。

咸凉。除肺肝风热。内服，疗青盲内障；外点，散赤膜外障。亦治骨蒸劳热，通五淋，愈疡疽。多服令人寒中。如小蚌而扁，唯一片，无对，七孔、九孔者良。盐水煮一伏时，或面裹煨熟，研粉极细，水飞。恶旋复。肉，与壳同功。

蛏

补阴。

甘咸寒。主热痢。煮食之，去胸中邪热烦闷。饭后食之。与丹石人相宜。治妇人产后虚热。

魁蛤

一名瓦楞子。泻，消癥，散痰。

甘咸平。消老痰，破血癖。其壳似瓦屋之垄，故又名瓦楞子。火煅，醋淬，研。肉，炙食，益人，过多即壅气。

淡菜

补阴。

甘咸温。补五脏，益阳事，理腰脚气。治虚劳伤惫，精血衰少，及吐血久痢，肠鸣腰痛，妇人带下，产后瘦瘠；又能消瘿气。

田螺

泻热。

味甘大寒。利湿清热，止渴醒酒，利大小便。治脚气，黄疸，噤口毒痢，目热赤痛；搽痔疮，狐臭；敷瘰疬溃破。

螺蛳

一名蜗蠃。泻热。

甘寒。明目下水，止渴醒酒，解热，利大小便，消黄疸水肿。治反胃痢疾，脱肛痔漏。壳，主治痰饮积及胃脘痛，反胃膈气，痰嗽鼻渊，脱肛痔疾，疮疖下疳，汤火伤。泥中及墙壁上年久者良。火煅。

海蛳

泻热。

咸寒。治瘰疬结核，胸中郁闷不舒。比螺蛳身细而长，壳有旋纹六七屈，头上有厴，初春蜒起，矴海崖石壁，海人设网于下，一掠而取。治以盐、酒、椒、桂。

吐铁

补阴。

甘酸咸寒。补肝肾，益精髓，明耳目。产宁波者，大而多脂。

江珧柱

消食。

甘咸微温。下气调中，利五脏，疗消渴，消腹中宿食，令人能食易饥。产四明奉化者佳。

西施舌

补阴。

甘咸平。益精，润脏腑，止烦渴。生温州海泥中，似车螯而扁，常吐肉寸余，类舌，故名。

蛼壳

泻湿热。

咸大寒。煎汤，洗鹤膝风，有效；煅，研为粉，涂湿烂疮，如神。

以上蛤蚌类。

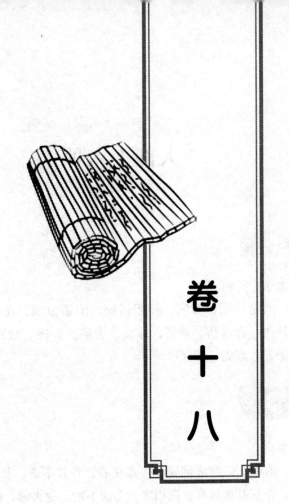

卷 十 八

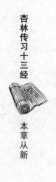

人部十六种

发

一名血余。补阴。

苦平。入足少阴、厥阴，补阴消瘀。治诸血病，血痢血淋，舌血鼻血，小儿惊热。合诸药，煎膏，凉血，去瘀，长肉。胎发尤良，补衰涸。皂荚水洗净，入罐固，煅存性。

牙齿

宣，发痘。

咸热，有毒。治痘疮倒黡，伏毒在心，昏冒不省；及气虚白痒，热痱紫疱之证。止宜补虚解毒，误用之，多成不治。退火毒，研细，水飞。

人中黄

泻热。

甘寒。入胃，清痰火，消食积，大解五脏实热。治阳毒热狂，痘疮血热，黑陷不起。伤寒非阳明实热，痘疮非紫黑干枯，均禁。用竹筒，刮去青皮，纳甘草末于中，紧塞其孔，冬月浸粪缸中，至春取出，洗，悬风处，阴干，取末。

金汁

一名粪清。

主治同人中黄。用棕皮、棉纸，上铺黄土，淋粪，滤汁，入新瓮，碗覆，埋土中一年，清若泉水，全无秽气，胜于人中黄，年久弥佳。

人中白

又名溺白垽。降火，清瘀。

咸凉。降火散瘀。治肺瘀鼻衄，劳热消渴，痘疮倒陷，牙疳口疮。阳虚无火，食不消，肠不实者，忌之。以蒙馆童子便桶，及山中老僧溺器刮下者，尤佳。新瓦，火煅过。

童便

一名还元水。饮自己溺，名回轮酒。降火，清瘀。

咸寒。能引肺火下行，从膀胱出，乃其旧路，降火滋阴甚速。润肺清瘀，治肺痿失音，吐衄损伤，胞胎不下。凡产后血晕，败血入肺，阴虚火嗽，火热如燎者，惟此可以治之。禁忌，同人中白。取十二岁以前童子，不食荤腥，去头、尾，取中间一段，清彻如水者用。当热饮，热则真气尚存，其行自速；冷则惟有咸寒之性。或入姜汁、韭汁。冬月，用汤温之。

秋石

补肾水，润三焦。

咸平。滋肾水，润三焦，养丹田，安五脏，退骨蒸，软坚块。治虚劳咳嗽，白浊遗精，为滋阴降火之药。煎炼失道，多服、误服，反生燥渴之患。秋月，取童便，每缸用石膏七钱，桑条搅澄，倾去清液，如此三次，乃入秋露水搅澄，滓秽净，咸味减，以重纸铺灰上，晒干，刮去在下重浊，取轻清者，为秋石。世医不取秋时，杂收人溺，以皂荚水澄晒为阴炼，火炼为阳炼，尽失于道，安能应病？况经火炼，性却变温耶？

乳汁

补虚，润燥。

甘咸。润五脏，补血液，止消渴，泽皮肤，清烦热，理噎膈，悦颜利肠。眼科用点赤涩多泪。虚寒滑泄，胃弱者，禁服。乳与食同进，即成积

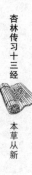

滞发泻。取首生男儿，无病妇人之乳，白而稠者佳。若黄赤清色，气腥秽者，不用。或曝晒，用茯苓粉收；或水炖取粉，尤良。

炖乳取粉法：小锅烧水滚，用银瓢如碗大，倾乳少许入瓢，浮滚水上炖，再浮冷水上，立干，刮取粉，再顿再刮，如摊粉皮法。

月水

咸热而毒。解毒箭，并女劳复。月经衣，治金疮血涌出，又治虎野狼伤，及箭镞入腹。《素问》谓之月经，又谓之天癸。邪术家谓之红铅。

口津唾

甘咸平。辟邪魔，消肿毒，明眼目，悦肌肤。

人气

主治下元虚冷。日令童男女以时隔衣进气脐中，甚良。凡人身体，骨节痹痛，令人更互呵熨，久久经络通透。又，鼻衄、金疮，嘘之，能令血断。

初生脐带

主治，止疟，解胎毒，敷脐疮。脐带功用，不过如上。

人胞

一名紫河车，一名混沌皮。大补气血。

甘咸温。本人之血气所生，故能大补气血。治一切虚劳损极，恍惚失志，癫痫。病由膀胱虚者，尤宜用。以初胎无病妇人，而色紫者良。有胎毒者，害人。长流水洗极净，酒蒸，焙干，研末；或煮烂，捣碎，入药。

人骨

主治骨病，接骨，臁疮。并取焚弃者。

跋

　　本集所录，凡七百二十有余种，视《备要》加五之二，于世所常用之品，庶几备矣。惟是药性每随时地而少异，故陶隐居尝云：诸药所生，皆的有境界；今之杂药，多出近道，气力、性理，岂得相似？李东垣亦云：失其地，则性味或异；失其时，则气味不全。是知古人已兢兢虑之，况至今日而产药之地尤多迁变，加以人情不古，作伪多方，自非别白精详，何以扩前闻而诏来哲？

　　汪氏《备要》之作，汇集群言，厥功甚伟；而辨讹、考异非其所长，亦此书之缺陷也。洛识学浅陋，兹所重订，凡素所涉历而知之真者，已谨为订正，余则姑仍其旧。惟冀海内格致精深之士，各出新知，匡余不逮，斯实洛之幸，亦不独洛之幸矣。

　　　　　　　　乾隆丁丑中冬月长至前三日，吴仪洛又书